癌症
突破认知

主编 邢念增 宋 刚

U0204201

人民卫生出版社
·北京·

图书在版编目（CIP）数据

癌症：突破认知 / 邢念增，宋刚主编. —北京：
人民卫生出版社，2023.12
ISBN 978-7-117-35961-0

Ⅰ. ①癌… Ⅱ. ①邢… ②宋… Ⅲ. ①癌 – 防治 – 普
及读物 Ⅳ. ①R73-49

中国国家版本馆 CIP 数据核字（2024）第 001332 号

癌症：突破认知
Aizheng: Tupo Renzhi

主　　编　邢念增　宋　刚
出版发行　**人民卫生出版社**（中继线 010-59780011）
地　　址　北京市朝阳区潘家园南里 19 号
邮　　编　100021
E – mail　pmph @ pmph.com
购书热线　010-59787592　010-59787584　010-65264830
印　　刷　北京顶佳世纪印刷有限公司
经　　销　新华书店
开　　本　710×1000　1/16　印张:11
字　　数　131 千字
版　　次　2023 年 12 月第 1 版
印　　次　2024 年 1 月第 1 次印刷
标准书号　ISBN 978-7-117-35961-0
定　　价　69.90 元

打击盗版举报电话　010-59787491　　E – mail　WQ @ pmph.com
质量问题联系电话　010-59787234　　E – mail　zhiliang @ pmph.com
数字融合服务电话　4001118166　　　E – mail　zengzhi @ pmph.com

主　编

邢念增　宋　刚

副主编

严　俊　郑　闪　张　敏

编　者（按姓氏笔画排序）

王　鑫　国家癌症中心 / 中国医学科学院肿瘤医院
邢念增　国家癌症中心 / 中国医学科学院肿瘤医院
毕晓峰　国家癌症中心 / 中国医学科学院肿瘤医院
严　俊　《民主与科学》杂志社
李亚健　国家癌症中心 / 中国医学科学院肿瘤医院
李雪迎　北京大学第一医院
杨晓棠　中国医学科学院肿瘤医院山西医院 / 山西省肿瘤医院
宋　刚　国家癌症中心 / 中国医学科学院肿瘤医院
张　勇　国家癌症中心 / 中国医学科学院肿瘤医院
张　浩　国家癌症中心 / 中国医学科学院肿瘤医院
张　敏　北京大学人民医院
郑　闪　国家癌症中心 / 中国医学科学院肿瘤医院
赵　骏　国家癌症中心 / 中国医学科学院肿瘤医院
唐丽丽　北京大学肿瘤医院
崔　巍　国家癌症中心 / 中国医学科学院肿瘤医院
翟　钊　国家癌症中心 / 中国医学科学院肿瘤医院

科学记者

笑　笑
张佳星　科技日报社
张晓丹　国家癌症中心 / 中国医学科学院肿瘤医院

绘　图

李元元　中国医学科学院 / 北京协和医学院

致　谢

丁换娜　中国医学科学院肿瘤医院山西医院 / 山西省肿瘤医院
王二娟　中国医学科学院肿瘤医院山西医院 / 山西省肿瘤医院
张　静　中国医学科学院肿瘤医院山西医院 / 山西省肿瘤医院
程元甲　北京大学第一医院

特邀顾问

杨虚杰

前言

这是一本普通的科普书，阐述肿瘤的原理与防治，有文字、有示意图。

这又不是一本普通的科普书，全书的视角从"主讲人"出发。"主讲人"是一名泌尿外科医生，从上大学学医开始的对医学的认知、对临床医学的认知、对癌症科学的认知，将这一逐渐深化认知的过程呈现在读者眼前。更为重要的是，读者将在"主讲人"的带领下，跟随"主讲人"的思维，改变对癌症的认知，从而实现认知的突破。

癌症科学跨度很大，内容很深，逻辑性很强，更为重要的是知识需要不断更新、认知需要与时俱进。要写好一本关于癌症科学的科普书，很难在内容上做到全面，很难在形式上做到完整。本书则试图跳出经典叙事视角的桎梏，引入了"主讲人"和"突破"这两个关键词。

关键词一——"主讲人"。"主讲人"视角有很强的代入感，医生又有很强的专业性。当医生亲自担当"主讲人"时，会产生什么奇妙的变化和效果呢？简而言之，叙事有了主要线索，说理有了明确主体，逻辑也有了具体承载。

关键词二——"突破"。要让读者记住专业名词很难，要让读者真正理解专业内容更不易。"主讲人"于是不做无谓的努力，紧紧抓住一个基本诉求——理解认知"突破"的过程即可。认知突破的过程，强调的是认知变化的过程而非结果。因为读者对过程的理解较对结果的记忆容易，印象也更为深刻。

　　本书作出了"主讲人"创作新形式的尝试，力图讲清楚癌症科学认知"突破"的过程，希望能对医学科普创作的探索作出一些贡献。恳请医学专业人士和科普专业人士提出宝贵意见。

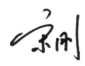

2023 年 12 月

目录

第一章 根治悖论

　　我，一名泌尿外科医生，二十多年前继承父辈的衣钵，开始了我的学医旅程：学习地点从学院路的基础医学院，到燕园的生命科学院，从医学部的解剖楼，到临床医学院的手术室；身份历经了医学生、住院医师、主治医师、副主任医师、主任医师的转换；专业则从临床医学，到外科学，再到泌尿外科学，后来更细化为泌尿系统肿瘤学。一路走来，对生命和疾病的认知，对临床医学的认知，对癌症科学的认知，在不断积累、不断更新、不断突破。原来创伤巨大的手术变得越来越微创，原来少药可治的疾病则有了新的治疗药物。当我逐渐专注于泌尿、男性生殖系统肿瘤方向，我的知识和技能在不断丰富，我的事业也有了新的发展，而我对癌症科学的认知也在不断突破。

- **初入外科**

　　世纪之交，我在读大学临床医学专业四年级时，对外科学产生了浓厚的兴趣，捧着如城砖一般厚的《外科学》研读起来，甘之如饴。腕关节由于长时间保持一个固定姿势，竟出现了轻微的无菌性腱鞘炎症状。

读到有关乳腺癌的内容时，各种手术术式名词一一闪现——乳腺癌根治术、乳腺癌扩大根治术、乳腺癌改良根治术。虽全部为"根治术"，但前缀名词不同，代表手术范围的差异。作为医学生的我，对此还似懂非懂：乳腺癌手术需要切除乳腺，为何还要切除胸大肌、胸小肌？

课堂上，为我们主讲《外科学》普通外科部分的老教授请来了他的一位手术患者。这是一位面庞上留有岁月痕迹的老妇人，因化疗脱发戴着一顶白布帽子，目光坚毅、乐观。她坐在讲台旁，勇敢地掀起外衣，袒露出乳腺癌根治术后的切口。还未登上真正手术台的我们，深深地被眼前的景象所震惊：这是一道从人体中线划向腋窝的长长切口，占据着人体正面胸部一半以上。可以想象得出手术正是循着这道长长的切口开始。术后，这道如紧箍咒般的瘢痕又将人体胸腔勒得近乎窒息。此情景让人想起了坦桑尼亚北部的峡谷——在平坦的大草原上绵延数千英里的峡谷裂痕，在那里考古学家发现了人类最早的工具；而眼前的这道切口，正是被现代医学的先进器械——手术刀片切割而成。

一年后，我进入临床科室继续攻读研究生，当我完成本专业，即泌尿外科相关知识的学习后，轮转的第一个科室就是普通外科。带着本科阶段的疑惑，我重点关注了乳腺癌手术。在病房，我见到了乳腺癌横行切口蜿蜒向腋窝；也见到了竖行切口像利剑般指向腹部。我见到了主治医师用电刀做乳腺癌根治术，谨慎地一边切割，一边止血；也见到了老教授手执一把我从未见过的不短于一尺的长刀，以迅雷不及掩耳之势切除乳腺，眼见巨大创面上无数血液喷涌而出，老教授用数块如毛巾般大的纱垫压迫止血，一刻钟以后再用电刀或丝线结扎止血。我见过手术后的老年女性，费力地举起手臂练习手指爬墙动作；也见过年轻离异的女性出院后返回病房开诊断证明，憔悴的面容和焦灼不安的神情与术前知性的形象相差万里，据说在住院期间还对她照顾有加的男友已经与她分手。

我的父亲是一名外科医生。我小时候，大约在 20 世纪 90 年代初，一位远房叔叔出现了一些如今看来比较具有诊断意义的症状，我父亲通过对他进行腹部触诊发现了异常，叔叔后来被诊断为晚期肝癌。小时候的我，一度不敢相信曾经笑笑呵呵的叔叔会得重病，甚至心里一度责怪父亲：若不是父亲用外科医生的手法去检查，叔叔是不是就会一直"健康"地活着？长大后我才慢慢认识到：疾病是客观存在的，对于部分疾病，医生只能揭开它的面纱，却不能次次妙手回春。对于晚期肝癌患者，直到如今仍然没有特效的手术方法或者治疗药物。

不管是何种术式，乳腺癌根治手术给患者的身体和心理造成的创伤显而易见。不是都做了根治手术，为何肿瘤还会复发？根治手术的切除范围到底应该有多大？有没有更为微创的手术方式治疗乳腺癌？这是当时的临床学习留给我的疑问。局限于时代，我的老师没有给我完满的答案。

● 根治手术

乳房，是女性生殖器官的一种，以胸骨为界，对称位于人体前胸壁两侧，爱美的女性将柔软的乳房用文胸挤压出乳沟，其底部即为坚硬的胸骨。由于胸骨的存在，使得两侧乳腺互不交通，一侧乳腺患病时对侧却有机会完好无损。乳房的形状多样，有碗型、半球型、圆锥型、扁平型、下垂型和纺锤型等。在绘画和雕塑艺术中，乳房是艺术家特别钟爱的人体部位之一，丰满的乳房往往代表着女性旺盛的生殖力和哺乳能力。在解剖上，承载乳房哺乳功能的结构是乳腺腺叶。一侧乳腺包含15～20个腺叶，每个腺叶包含20～40个小叶，而每个小叶又由20～100个腺泡组成。腺泡中的内分泌细胞，在泌乳素等激素的作用下分泌乳汁，乳汁通过由细到粗的导管逐级汇集起来，进入每个腺叶仅有的一支主导管，其直径约两个标准铅笔芯大小（2毫米）。最后，如众星拱月般，所有15～20个腺叶中的主导管汇集到乳头，准确地讲是乳头上的乳窦。在婴儿强有力地吸吮下，乳汁由此离开母体，发挥哺育之功用。

早在公元前604年至公元前377年，古希腊外科医生观察到乳头凹陷是乳腺癌的重要表现，并实施了切除手术。通过切除肿瘤的方式治疗疾病是外科治疗中朴素且传统的观念，但当时的外科学对肿瘤切除范围并无明确概念，那个时期的手术往往充满了盲目性，毕竟外科学本身也是在实践中磕磕碰碰地发展起来的。

在外科消毒技术出现后，1846年，一项对于外科学具有深远影响的革命性技术出现了。这年10月16日，在美国哈佛医学院麻省总医院一间带有穹顶的小楼里，世界上第一例乙醚麻醉手术的施行，给外科医生充分施展个人手术技术赋予了更加宽广的空间。几年后，麻省总医院所在的波士顿以南200英里的繁华都市纽约，一名婴儿的出生悄悄地预示着一个新的外科学时代的开始。这名婴儿名叫威廉·斯图尔特·霍尔斯特德（William Stewart Halsted）。当他成年后误打误撞地进入医学的天地时，猛然发现自己就是天生的解剖学家和外科医生。19世纪末，在欧洲前辈的启发和示范下，他在切除乳腺的同时大胆地切除了胸大肌、胸小肌，并清扫了同侧的腋窝淋巴结，

他将此术式命名为"乳腺癌根治术"（图
1）。霍尔斯特德创立的乳腺癌根治术在
临床上取得了显著疗效，将乳腺癌患者的
5 年生存率从 10% ~ 20% 提高到了 40% ~
50%。

　　乳腺位于人体比较表浅的位置，在胸
部的皮肤之下，浅筋膜浅层和深层之间。
部分乳腺肿块较小时即可被发现，部分乳
腺肿块要增大到一定程度才能被诊断，此
时的腋窝淋巴结往往被一并连累，甚至连
肺部也会出现转移灶。19 世纪的外科医生
面对乳腺癌的肿块，往往表现得如临大敌
一般，力争在最短的时间内施行乳腺癌根
治术。

　　按照霍尔斯特德创立的根治理论，乳腺
癌会通过淋巴循环转移到腋窝淋巴结，进而
影响全身，如此大范围的切除，包括腋窝淋
巴结清扫后，乳腺癌及其周围病灶已经被
"连根拔起"，按理说不会再"为祸人间"。
可是，接受根治术的患者术后仍然有较大比
例出现复发，甚至转移。在面对癌症这个恶
魔时，手执手术刀的外科医生往往表现得异
常坚决，他们没有丝毫妥协，坚定地认为
乳腺癌复发和转移的原因是切除范围不够

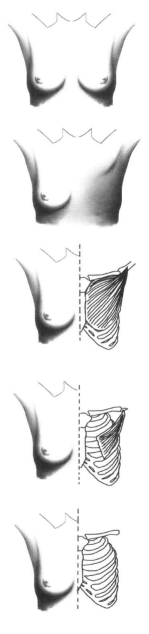

图 1　乳腺癌根治术

广泛。

乳腺后方是胸小肌和胸大肌，二者都被切除了，更后方就是胸骨围成的胸廓。外科医生早已在人体胸腔外守候多时，就等外部条件成熟时打开胸腔。20 世纪 50 年代，麻醉技术取得了长足进步，胸腔外科技术也飞速发展起来，外科医生下定决心攻入胸腔。乌本（Urban）医生切断了患者的 3 根肋骨、部分胸壁以及胸膜，一举清扫了内乳血管和周围淋巴结，手术结束时，用大腿的阔筋膜等片状物覆盖在缺损的胸廓上并进行了精心修补。乳腺癌手术进入了扩大根治术时代。在麻醉医生的保驾护航下，一些更为激进的外科医生，其手术范围越来越大，甚至连两侧胸腔之间的纵隔淋巴结及锁骨上淋巴结也不放过，试图通过切除更多的可能存在肿瘤浸润的组织来达到治愈乳腺癌的目的。乳腺癌扩大根治术在 20 世纪 50~60 年代达到高峰（图 2）。

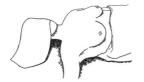
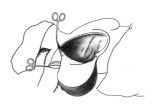

图 2 乳腺癌扩大根治术

遗憾的是，如此大范围的手术除了给患者遗留塌陷的胸廓、淋巴回流障碍等巨大的手术创伤甚至死亡后果，长期随访结果并没有显示出更好的肿瘤控制效果。因此，乳腺癌扩大根治术并没有得到多数外科医生的认可。

不过，患者即使接受的不是乳腺癌扩大根治术，而是普通的乳腺癌根治术，手术带来的创伤依然是显而易见的。一些外科医生经过认真思考，对手术方式进行了改良，试图不切除胸大肌或者将胸小肌、胸大肌全部予以保留，当然，腋窝淋巴结还是需要整块切除，患者总体生存率并未受到影响，这种新术式被命名为乳腺癌改良根治术。

从 20 世纪 50 年代开始，接受乳腺癌改良根治术的例数逐年上升，而接受乳腺癌根治术的例数逐渐下降，到了 20 世纪 80 年代，二者的比例恰好颠倒过来，乳腺癌改良根治术居于上风。20 世纪末，在我开始临床实习时，见到的乳腺癌手术多数是乳腺癌改良根治术。普通外科的带教老师告诉我们，当早期肿瘤还局限在脏器并未发生转移时，外科手术是最佳的治疗选择，必须果断、彻底地切除肿瘤病灶，连同肿瘤引流指向的淋巴结整块切除才是治愈之道。一句话，早期肿瘤是局部疾病，外科医生必须牢牢抓住"斩妖除魔"的时间窗。

● **突破认知**

2002 年，我离开普通外科，在骨科、心胸外科、急诊外科，甚至麻醉科、外科监护室等继续进行住院医师轮转实习，2003 年春我在硕士研究生毕业之际，还参加了抗击 SARS 医疗队，积累了传染病防治的实战经验。此后的我，以优异的成绩成为泌尿外科学博士研究生，毕业之后便留在了泌尿外科工作。由于专业细分的原因，我再也没有回到普通外科工作，所以头脑中有关乳腺癌的认知依然停留在 2001 年的水平。直到 2010 年，一个偶然的机会，我有幸听到了一位普通外科医生讲授乳腺癌保乳手术，这才猛然发现，不到十年时间，乳腺癌治疗理念已经发生了翻天覆地的变化。

一切的变化来源于 2002 年发表在《新英格兰医学杂志》上的历时 20 年随访的随机对照研究，它确立了乳腺癌保乳手术联合放疗治疗乳腺癌的地位。乳腺癌手术范围从最早的根治术，扩大为扩大根治术，复又减小至改良根治术，最后发展到切缘稍大于肿瘤边缘，保证切缘无瘤即可的保乳手术。

近代乳腺癌手术历时一百多年，从造成巨大创伤的破坏式手术，到挽救生命与保留器官并重的微创术式，在不影响患者总体生存率的前提下，外科医生兜兜转转，将手术越做越小，真正体现了医者仁心。更为重要的是，随着现代分子生物学的发展，早期乳腺癌是局限性疾病的观念早已经被打破，"乳腺癌是全身性疾病，早期即可通过血行转移"的新观点被越来越多的人接受。因此，适度的保乳手术不仅切除了局部肿瘤病灶，为后续放疗和可能的药物治疗打下了至关重要的基础，还大大减少了手术并发症，将广大乳腺癌患者从痛苦的深远中解放出来。这些新的理论，很好地解释了乳腺癌术后复发和转移的原因；这些新的手术技术，为外科医生提出了"内外兼修"的新要求。

乳腺癌手术的进步史，不仅折射出肿瘤外科手术的发展历程，也是肿瘤外科学进步的缩影。霍尔斯特德创立的根治术式虽然没有以其名字命名，但由于霍尔斯特德的非凡工作，"根治"的概念被深深植入每个外科医生的内心。英文 radical 来源于拉丁语 radic，意思是 root（根部），中文"根治"非常贴切地传递了"连根拔起"的本意。在所有的医学教材中，提到"根治术"从不用加任何备注，初入医学大门的医学生就能够准确理解其含义，患者也能基本明白"根治术"之所指。

根治术远非完美，医学是长久探索的过程。患者常常问："既然做了根治术，肿瘤为何还会复发、转移？"每每被我的患者问到此处，我就会生出一丝紧张，因为我也有同样的疑惑，我的老师以及医学专著并未就此进行过正面解释。此时此刻，我最常用的应对回答是："'一生二、二生三，三生万物'，既然患者可以从无到有罹患肿瘤，即使通过手术将其切除干净，术后肿瘤复发、转移也只是时间问题。"我不清楚我苍白无力的回答能否让患者满意。

我主攻的泌尿外科专业，在肿瘤根治术切除范围的变化上似乎并不大。例如，前列腺癌根治术，从一百多年前休·汉普顿·杨开始，从来都是只将前列腺连同包膜完整切除，不包括周围的盆底肌肉、膀胱等。休·汉普顿·杨与霍尔斯特德同在约翰斯·霍普金斯医院工作，深受后者的影响和启发，将其根治术的理念在泌尿外科发扬光大。这家医院在美国医学界的地位可以理解为北京协和医院之于中国。若干年后，对前列腺癌根治术提出"解剖性"概念的沃尔什教授，同样出自这家医院。

以上根治的概念，其实并不局限于手术。对某些肿瘤，放疗，尤其是现代放疗技术也能达到根治的效果。例如，早期前列腺癌的根治手段就包含手术和放疗两个方面。对于早期局限的前列腺癌，放疗也能达到根治的效果。通常，根治的概念不会外扩到肿瘤的内科治疗，后者用于控制病情、缓解症状。不过，2022年6月最新的研究表明，某些肿瘤的内科治疗竟然也能达到至少2年"根治"无复发的效果。

此项研究仅限于 12 例直肠癌患者，结论暂时还不能外推，但从中依然可以看出，癌症科学的发展离不开化疗、靶向治疗和免疫治疗的进步。

第二章 有的放矢

在肿瘤治疗领域有"三板斧",即手术、放射治疗（简称"放疗"）和化学治疗（简称"化疗"），指的是治疗肿瘤的三种主要手段。手术从解剖上切除病灶，放疗从细胞层面消灭肿瘤，化疗则是以毒攻毒，属于内科治疗范畴。不同的肿瘤，对应一种或数种化疗方案，无论男女老幼、人种差异，用的都是相对统一的方案；无论是肿瘤病灶，还是正常器官，均会毫无差别地被化疗药物重锤打击。但是最近十几年，随着癌症科学的发展，靶向治疗、免疫治疗药物接连问世，肿瘤内科治疗范畴和治疗方案发生了翻天覆地的变化，众多新型靶向药、免疫药物通过临床试验（GCP）的验证，正式服务患者。让我印象最为深刻的是，在一次由青年医生参与的沙龙上，一位内科医生讲述了肿瘤内科治疗由化疗到靶向治疗的突破之路。

• 化学药物

大约 20 年前，大家对抗肿瘤药物的认知普遍还停留在化疗药物上，"谈化疗色变"在肿瘤患者和家属中是普遍现象。有人说"肿瘤没死，化疗化死"，也有人说"化疗就是毒药"。患者剧烈呕吐、脱发，承受着巨大的痛苦，这是很多影视作品中肿瘤患者接受化疗后的情形。

究其原因，是化疗药物的作用不够特异（图3）。传统化疗药物能杀伤细胞，但是不分敌我，肿瘤细胞和正常细胞都会被它无差别地伤害，尤其是生长旺盛的细胞，如造血干细胞、头皮下的毛囊细胞。化疗患者会出现造血功能和免疫功能下降，容易发生贫血、感染，甚至出血，也容易出现脱发。一直以来，科学家和医生都在寻找一种疗法，它既拥有强大的杀伤力，又拥有一定的精准性，只杀伤肿瘤细胞，不杀伤正常细胞，对正常组织伤害很小或者不会造成伤害。

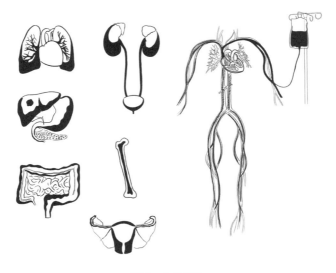

图 3　化疗药物

实际上，作为抗肿瘤药物治疗的基石，化疗经历了漫长的发展过程，在人类与肿瘤的斗争中，起到了举足轻重的作用。癌症治疗发展到现在，经历了三个时代，即化学治疗时代、靶向治疗时代和免疫治疗时代。科学家们在寻找肿瘤治疗的手段时往往会思考：既然肿瘤细胞是一种不好的细胞，那么就得想方设法将其"剿灭"，于是他们尝试使用了许多能够杀死肿瘤细胞的"毒药"，由此拉开了化学治疗时代的序幕。

化疗最早在 20 世纪初由德国著名化学家保罗·埃尔利希提出，意为使用化学物质治疗疾病。他是有记载的第一个通过动物模型来筛选化学物质对疾病潜在有效性的科学家，这一行为拉开了现代药物研究的序幕。

化学药物应用于肿瘤的治疗，是在第一次世界大战期间。当时，芥子气（主要成分为氮芥）是一种致命的化学武器，美国军方医疗机构发现士兵在暴露于芥子气后，体内的白细胞大量减少，甚至出现骨髓和淋巴组织损耗。因此科学家推测它可以用来杀伤肿瘤细胞，从而达到治疗肿瘤的目的。

20 世纪 40 年代，美国科学家路易斯·古德曼（Louis Goodman）和阿尔弗莱德·吉尔曼（Alfred Gilman）对多种相关的氮芥物质进行了研究，不仅在淋巴瘤小鼠模型中观察到了肿瘤缩小的现象，在一位白血病复发的患者身上进行试验性化学治疗后疾病同样获得了短暂缓解。氮芥成为首个被发现的化疗药物，揭开了肿瘤化学治疗的序幕。

20 世纪 50 年代至 60 年代，化疗药物的研究不断取得成绩：甲氨蝶呤、抗肿瘤抗生素、5- 氟尿嘧啶，都在这个时期被发现。科学界掀起了药物研发的热潮，对肿瘤发生发展机制的研究同样进展迅速。

作为一种"以毒攻毒"的治疗手段，不良反应仍然是肿瘤内科治疗中常见的棘手问题：肿瘤被有效杀伤了，但由于化疗药物敌我不分，正常细胞也不能幸免于难，真可谓是"杀敌一千，自损八百"。许多接受化疗的患者出现了不良反应，头发脱落、营养不良导致皮包骨头，注射化疗药物后上吐下泻……这些情况使得化疗受到了很多质疑，部分患者的精神与肉体遭受了巨大创伤，对化疗心生恐惧。

靶向药的问世，改变了肿瘤治疗的格局，宣告肿瘤内科治疗第二个时代的到来。

● 药物"导航"

一直以来，科学家和医生都在寻找一种精准的治疗方法，他们希望为这些杀伤肿瘤细胞的药物装上"导航装置"，在患者体内寻找目标病灶。

由此，"靶向"的概念被提了出来。但此时技术还很不成熟，我们不能从细胞那么小的层面上找到肿瘤细胞和正常细胞的差异，更难通过这种差异去设计和制造能够寻找"靶标"的药物。

不过，科学家和医生通过临床实践以及科学实验发现，不同的化疗药物在"喜好"上有差别，有的药物喜欢去肝脏内，有的药物喜欢待在血液里，有的药物则喜欢集聚到其他器官；一些通过修饰和包装的化疗药物，给药后在患者体内出现了分布不均的状况。对不同的肿瘤使用不同的化疗药物或药物组合，这是"靶向"初步的治疗思想。

随着生物学的进步，在分子层面上发现基因突变是导致正常细胞转变为肿瘤细胞的原因之一，同时发现基因突变的细胞"面貌"上也发生了改变。科学家们由此思考：是否能够针对这些改变的位点进行针对性治疗？

"生物导弹"靶向药由此真正诞生了。它们能够精准地寻找与定位有标记的肿瘤细胞，并对其进行精准攻击和杀伤。相比正常细胞，肿瘤细胞具有特异的靶点，这些特异的靶点具有以下特点：首先，在正常组织中不表达或者低表达；其次，在肿瘤的发生发展过程中起到重要作用。阻断这些特异的靶点（基因）或其所在的信号通路，一方面可以达到抑制肿瘤生长的目的，另一方面又不损害正常组织或者对正常组织影响较小（图 4）。

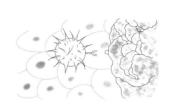

图 4　靶向药物

随后，靶向药相继问世。21 世纪初，因《我不是药神》而家喻户晓的慢性粒细胞白血病的"救命药"、治疗 *EGFR* 基因缺陷肺癌的酪氨酸激酶抑制剂 EGFR-TKI、治疗转移性结直肠癌的贝伐珠单抗在美国上市。

2005 年，第一代 EGFR-TKI 类药物在中国上市。有趣的是，由于人群间肿瘤基因组变化的差异，中国肺癌患者中 *EGFR* 基因突变的比例远远高于美国患者，这使诞生于美国的 EGFR-TKI 类药物在中国患者中效果更佳。

靶向治疗已成为研究的热点，相信未来会有更多的靶点被发现，更多的"无药可医"变成"有药可治"。

● **基因图谱**

科技进步催生新药不断涌现，肿瘤患者的形象不再是在医院中、病床上虚弱地度过每一天，而是可以每天吃一粒药，正常工作，正常生活，与健康人无异。

杨先生是一位令我印象深刻的患者。2003年，杨先生刚刚退休，他热爱旅行、摄影，妻子热爱文艺，他们参加了老年舞蹈队、合唱团。正在两人准备享受退休生活时，杨先生开始出现腰部疼痛的症状，最初他只当是活动损伤，并未在意，但疼痛却不见好转，甚至逐渐加重。

杨先生最初去骨科就诊，医生在看了他的腰椎 X 线片后严肃地建议他进行全身检查。随着检查结果陆续回报，指向逐渐清晰——杨先生腰部疼痛竟然是由于肺部肿瘤骨转移引起的。杨先生不得不面对自己患癌的事实，病理诊断显示"肺腺癌Ⅳ期，骨转移"。

杨先生从不吸烟，生活习惯良好，不咳嗽，也无胸痛，"肺癌晚期"击垮了乐观的他，也撕碎了他原本触手可及的快乐的退休生活。肺癌是发病率和死亡率增长最快、对人群健康和生命威胁最大的恶性肿瘤，其中80%为非小细胞肺癌，手术是早中期非小细胞肺癌的首选治疗方法，但70%~80%的肺癌患者确诊时已为晚期，失去了手术治疗的机会。症状控制与延长生存时间，同时保持可接受的生活质量，是这类患者的主要治疗目标。

按照以往的经验，化疗是杨先生唯一的治疗手段。幸运的是，靶向治疗为他带来了转机，也保证了他的生活质量。做了肺癌相关基因检测后，我建议杨先生可以使用靶向药吉非替尼。

不止肺癌，泌尿系统肿瘤患者也受益于靶向治疗。泌尿系统肿瘤是发生于泌尿系统任意部位的肿瘤，包括肾、肾盂、输尿管、膀胱、尿道的肿瘤。其中肾盂以下为有管道的脏器，腔内均覆盖着尿路上皮，所接触的内环境都是尿液，致癌物质常通过尿液的不断冲刷使尿路上皮发生癌变，所以肾盂、输尿管、膀胱、尿道的尿路上皮肿瘤均有其共性，且可能多器官发病。由于尿液在膀胱内停留时间最长，所以引起的膀胱癌也最为常见。

膀胱癌是全身十大常见肿瘤之一，位于我国泌尿生殖系统肿瘤发病率的第一位。膀胱癌治疗方法很多，对于早期非转移性膀胱癌，一般以手术治疗为主；对于晚期转移性膀胱癌，则以化疗、免疫治疗等全身治疗为主。由于膀胱癌患者早期往往没有明显的临床症状，很多患者在初次确诊时就已经发生了转移，而且有接近一半的患者在经过手术根治后出现复发或转移。

纤维母细胞生长因子（FGFR）突变在复发和难治性膀胱癌患者中约占 1/5，对于具有 *FGFR* 基因突变的膀胱癌患者，FGFR 成为十分具有潜力的治疗靶点。成纤维细胞生长因子受体（FGFRs）属于受体酪氨酸激酶（RTKs）家族一员，调控着细胞的增殖、生长、迁移和分化等各种生理活动的动态平衡。当 FGFRs 信号通路紊乱或致癌基因激活时，细胞的生长增殖过程出现异常，可能导致细胞无限生长、增殖，从而促进肿瘤的发生发展。

2019 年，美国食品与药物管理局（FDA）批准厄达替尼上市，厄达替尼成为治疗膀胱癌的初款 FGFR 抑制剂，用于具有 *FGFR3* 或 *FGFR2* 基因突变的、采用铂类化疗后出现局部晚期或转移性尿路上皮癌的患者。在临床研究中，2.3% 的患者完全缓解，29.9% 的患者部分缓解，该结果被认为是膀胱癌治疗领域的重大突破。

不过，并非所有患者都像杨先生一样能够幸运地使用靶向药。靶向药针对特异的靶点，如果肿瘤中没有这些靶点的表达，使用靶向药不仅没有效果，而且会耽误患者的治疗时机、增加治疗费用。

像杨先生一样，医生会建议每一位被确诊为非小细胞肺癌的患者进行基因检测，其中就包含针对 *EGFR* 突变的检测。2003 年和 2004 年，《科学》和《新英格兰医学杂志》两个世界顶级科学期刊上分别发表了两个科学家团队的研究成果，发现 *EGFR* 突变与 EGFR-TKI 类药物治疗效果之间的相关性，由此开启了肺癌精准治疗的序幕。

随后，针对 *BRAF*、*ALK*、*HER-2* 等靶点的靶向治疗模式迅速开启了肿瘤治疗的新时代——帮助个体患者匹配最有可能获益的治疗方案。现在临床中进行靶向治疗的流程是：已经确诊的肿瘤患者进行基因检测，查清所患肿瘤的"族谱"，也就是 DNA 序列，寻找发生突变的基因，确定靶向药治疗。举个例子，靶向药与突变基因就好比是钥匙与锁，一把钥匙开一把锁，如果两者匹配，将获得非常好的治疗效果；如果两者不匹配，再昂贵的靶向药也无济于事。

精准医学理念不断普及，如何"在合适的时间，针对合适的患者，给予合适的治疗"成为临床医生和科学家共同努力的方向。临床诊疗的需求会促进检测技术不断优化，检测技术的优化又会带来更精准的治疗。目前，检测技术从最开始的一代测序（sanger 测序），到二代测序（next-generation sequencing，NGS），到现在的三代测序。人类基因组计划的大规模开展，基因组学、蛋白质组学、结构生物学、生物信息学、人工智能技术等飞速发展，为临床转化医学的发展带来了蓬勃气象。

值得注意的是，靶向药虽然比传统化疗药具有更多的优势，但也并非万能。肿瘤很复杂，大部分人类肿瘤遗传学背景也很复杂，因此肿瘤不会只受单个靶点基因的调控，虽然人类在想尽办法对抗肿瘤细胞，但同时肿瘤细胞也在不断进化，产生新的基因突变，对靶向药产生耐药性。

因此，更多的复合抗肿瘤模式正在研究中。肿瘤细胞有一个共性特征，即以它们自己独特的方式在"敌对"的环境中建立"殖民地"，在一个器官中寻求"庇护所"，然后迁移到另一个器官。这时就需要加大药物剂量或者更换新一代靶向药，或者联合使用其他药物。如今，EGFR-TKI 类药物已经纷纷登场，从第一代的吉非替尼、厄洛替尼、埃克替尼，第二代的阿法替尼和达克替尼，到第三代的奥希替尼，此外还有很多针对其他突变基因的靶向药如雨后春笋般出现，为肺癌的精准治疗发挥了神奇作用。

"是药三分毒"，尽管与化疗药物相比，靶向药的治疗更加精准，不良反应更低，但也不是完全没有不良反应。EGFR-TKI 类药物常见的不良反应为皮疹、腹泻、口腔炎、甲沟炎、恶心、呕吐等皮肤或消化道黏膜反应，少见的不良反应包括肝损害、间质性肺炎和心肌毒性等。虽然可能出现不同的不良反应，但是肿瘤患者也无须过于担心。根据2019 年发布的国内首部《EGFR-TKI 不良反应管理专家共识》，上文所述的几种常见不良反应大多可防可控。

听完这位内科专家的讲述，作为外科医生的我感慨万千。医生以救人为己任，有时医生自己也会变成患者。美国神经外科医师协会最高奖获得者，斯坦福大学医学院外科教授保罗·卡拉尼医生在 36 岁患上肺癌，就是这不幸者中的一员。*When breath becomes the air* 是他确诊晚期肺癌时写的一本书。身为一个每天都徘徊在生与死之间的医生，他提醒同行，除了要时刻关注日新月异的自然科学，还应该始终保持深厚的同理心和人文主义精神。即便是同样的诊断、同样的病理类型、同样的基因型，尽管接受的治疗方式完全一致，但他们是不同的患者，他们拥有不同的身份背景、不同的家庭、不同的内心，他们因疾病而忧虑、悲伤、压抑、失望，而医生应该致力于救治他们，因为医学，应该是有温度的科学。

第三章 免疫动员

　　20世纪90年代，我还在读大学的时候，讲授医学免疫学的老师讲道："人体其实每分每秒都有肿瘤细胞产生，但是免疫系统就像人体内的'维和警察'，随时起到监视和杀灭肿瘤细胞的作用。"这些知识给年轻的我留下了深刻的印象。免疫系统的作用固然神奇，但当时并没有任何一款可供临床使用的免疫治疗药物，将理论知识应用于临床治疗在当时的我看来还非常遥远，只能默默地将老师讲授的内容记在心里。即便后来经历了见习、实习、继续深造、工作……免疫治疗对我来说依然是一朵飘在空中的浮云，遥不可及。一直到了2015年，我赴德国柏林开会，获悉有一款治疗肾癌的免疫药物正在进行临床试验，才顿时感到免疫治疗终于走入了临床，理想终于照进了现实。

　　通过与国内一位资深教授的交流，我深入了解到更多关于泌尿系统肿瘤免疫治疗的知识。

● 免于疫病

　　肿瘤免疫治疗是指通过激活体内的免疫细胞和增强机体抗肿瘤免疫应答（包括体液免疫和细胞免疫），特异性地控制和杀灭肿瘤。在这个过程中，科学家通过生物学技术和细胞工程技术提高肿瘤的免疫原性，给机体补充足够数量的功能正常的免疫细胞和相关分子，激发和增强机体抗肿瘤的免疫应答，提高肿瘤对机体抗肿瘤免疫效应的敏感性，在体内、体外诱导肿瘤特异性和非特异性效应细胞和分子，最终达到清除肿瘤的目的。

在抗击肿瘤的道路上，我们一直寻找的方式是利用外部力量来直接攻击肿瘤细胞，无论是通过化疗、放疗还是靶向治疗。但区别于传统的肿瘤治疗手段，肿瘤免疫治疗并非直接作用于病灶，而是通过调节人体的免疫防御机制对抗肿瘤。肿瘤免疫治疗并不直接攻击肿瘤细胞，而是通过重新启动并维持肿瘤 - 免疫循环，恢复机体正常的抗肿瘤免疫反应。

随着肿瘤免疫治疗手段的不断发展，其临床应用逐渐增多，它不良反应小、治疗效果明显，已逐渐成为继化疗和分子靶向治疗之后，抗肿瘤药物治疗的重要手段，改变了肿瘤治疗的格局。

肿瘤免疫治疗的发展道路并非一帆风顺。早期肿瘤免疫治疗的主要方向在于"增强机体自身免疫，杀伤肿瘤细胞"，但是特异性欠佳，一方面有效性低，比如肿瘤疫苗，在大部分肿瘤中应答率不高；另一方面毒性大，当免疫系统被过度激活，就会攻击机体的各个系统和器官，给患者带来不可避免的伤害。

免疫治疗的诞生要追溯到 1890 年。当时，富家少女伊丽莎白·达希尔坐火车环游美国。不幸的是，她的手在途中受到外伤，又肿又痛。于是她前往纽约医院就诊，成为外科医生威廉姆·科利的一名患者。

科利医生最初认为这只是一个小小的脓肿，但最终病理结果证实这是一种肉瘤。在那个年代，外科手术是肉瘤唯一的治疗手段，外科医生对肿瘤的态度只有切除。于是，科利给达希尔做了肘部以下截肢手术，但仍未能挽救这位 17 岁少女的生命，1891 年 1 月，达希尔死于肉瘤转移。

达希尔的死不仅让科利医生受到刺激，还触动了富有的洛克菲勒家族。美孚石油创始人约翰·洛克菲勒的儿子——小约翰·戴维森·洛克菲勒恰好是达希尔哥哥要好的同学，他开始与科利医生合作，两人一个出钱，一个出力，希望能找到治疗肉瘤的新希望。

科利医生查阅了纽约医院的类似病例，发现竟然有肉瘤患者获得了痊愈。这个幸运的患者叫弗雷德·施泰因，11 年前，他因多发颈部肉瘤做了 4 次手术，均告失败，死神之手已经几近触摸到了他的头顶。雪上加霜的是，他的脸和脖子处感染了丹毒（链球菌感染）。当时抗生素尚未被发现，施泰因只能硬抗。然而奇迹发生了，他的免疫系统生生扛过了丹毒，也扛过了肉瘤。最后，他带着一道看起来普普通通的瘢痕，康复出院了。

科利医生推断，施泰因体内存在一些链球菌感染带来的物质，它们击败了肿瘤细胞，于是他在洛克菲勒家族的支持下开始研发肿瘤疫苗。

科利医生先是提取了患者脓肿中的链球菌，然后选用德国罗伯特·科赫实验室高质量的细菌培养液，按照巴斯德的方法进行培养，最后将培养好的活细菌注射给肿瘤患者。结果显示，成功率居然高达50%，4 名患者中有 2 名好转，2 名死于感染。后来，他将活细菌改良为加热灭菌后的死细菌，规避了患者感染的风险，1893 年，科利毒素（Coley's Toxins）顺利上市。

这一方法开创了现代免疫治疗的先河。根据已知的免疫学原理，推测这种利用细菌感染治疗肿瘤的机制是以细菌抗原上调了机体对肿瘤细胞的反应性，这时人体的先天免疫系统和后天免疫系统均处于激活状态。

可惜的是，虽然已在多个病例中获得成功，但科利毒素的疗效并不稳定。这种新疗法未能获得医学界权威的认可，也失去了洛克菲勒家族的继续支持，没有被广泛推广。与此同时，另一种新兴疗法正在茁壮成长，那就是放疗。

科利毒素上市两年后，伦琴发现 X 射线；5 年后，居里夫人提取出了镭，随后，X 线外放疗和镭近距离治疗迅速取得成功，放疗开始在肿瘤治疗领域崭露头角。自此，大量的人力、物力涌入放疗研究领域，甚至包括科利毒素最早的投资者小约翰·戴维森·洛克菲勒。他把钱和土地投给了从病理学界转行到放疗界的康奈尔大学教授詹姆斯·尤文，尤文协助成立了美国最早的肿瘤研究基金，1907 年发起成立美国癌症研究学会，1913 年发起成立美国癌症学会，一时风头无两。

尤文是尤因肉瘤的发现者，他一直对科利医生的免疫疗法持批评态度，并赢得了学术界的支持。从当时来看，相比免疫疗法，放疗确实有着更好的疗效以及更高的安全性。

1962 年，美国新的药品法规《科夫沃 - 哈里斯修正案》出台，由于在工艺上没有可靠的质量控制技术、在临床上缺乏有效的评价指标和标准的双盲对照临床研究、在法律上没有获得新药销售许可，科利毒素黯然退场。

- **柳暗花明**

20 世纪 60 年代至 70 年代，免疫治疗聚焦在瘤内和体内注射细菌产物或提取物。此时卡介苗（BCG）和其他具有免疫刺激作用的粗提物也陆续在一些恶性肿瘤的治疗中显示出一定疗效。

Donald Morton 博士成为免疫疗法的早期支持者，尤其在肿瘤疫苗方面。他促成 BCG 获批用于膀胱癌治疗，成为人类治疗肿瘤的首个成功的免疫治疗方法。20 世纪 70 年代至 80 年代，淋巴因子活化的杀伤细胞及白细胞介素 -2（interleukin-2，IL-2）治疗晚期肿瘤获得成功，美国国家癌症中心的 Steven A. Rosenberg 首次利用 IL-2 成功治疗了晚期黑色素瘤患者，成功开启了免疫治疗的先河。

自 20 世纪 80 年代以来，肿瘤免疫治疗发生了革命性变化，出现了细胞因子、单克隆抗体和过继性细胞治疗等新的治疗模式。

1987 年 Steven Rosenberg 开展了最早的过继性细胞免疫临床研究，联合 IL-2 治疗晚期黑色素瘤。1991 年 Thierry Boon 团队首次鉴定出 T 淋巴细胞识别的肿瘤抗原，开启了肿瘤疫苗治疗时代，为后期肿瘤特异性免疫治疗奠定了基础。1993 年美国 FDA 批准 IL-2 进入临床用于治疗转移性肾癌。1997 年罗氏公司研制出第一个批准上市的单抗类药物——rituximab，适应证为非霍奇金淋巴瘤，单抗类药物正式进入抗癌药物的舞台。1998 年另外一个经典的抗 HER-2 单克隆抗体曲妥珠单抗正式批准用于治疗 *HER-2* 阳性的转移性乳腺癌。

需要特别指出的是，在此阶段，免疫检查点分子 CTLA-4、PD-1、PD-L1 都被科学家研究发现。1990 年 James P. Allision 发现了第一个免疫检查点 CTLA-4，1992 年 Tasuku Honjo 发现了另外一个免疫检查点 PD-1，两位教授也因在肿瘤免疫治疗领域的突出贡献于 2018 年共同获得了诺贝尔生理学或医学奖。

免疫检查点抑制剂临床研究的发展证实，其不仅应用的瘤种范围广泛，实现"异病同治"，而且可以应用在肿瘤治疗的全过程，从最开始的晚期肿瘤，到术前新辅助治疗、术后辅助治疗，它对肿瘤患者的"生存拖尾效应"使肿瘤患者在停用药物之后仍然能够获得长期生存的可能。

2017年，美国临床肿瘤学会（ASCO）发布了题为《精准与联合：免疫治疗2.0》的年度报告，标志着免疫治疗进入了新的发展阶段。

此后一年内，全球肿瘤免疫治疗的研发项目激增67%，肿瘤免疫疗法的靶点增加约50%，热门靶点达到48个。细胞因子疗法、过继免疫细胞疗法、肿瘤疫苗等新技术、新疗法层出不穷。在这一阶段，肿瘤新抗原免疫疗法、联合治疗及个体化精准免疫治疗等方式也得到发展，对于免疫治疗的管理更加完善，免疫治疗不良反应的管理、新的疗效评价体系、免疫治疗耐药机制的研究等也得到了进一步发展。

● **原理，原理**

理论的发展是科学实践进步的基石，肿瘤免疫治疗的理论在不停地更新、发展。

早在1970年，英国科学家FM Burnet就提出了"免疫监视"理论。"免疫监视"是指免疫系统中存在预防并控制肿瘤生长的免疫功能，这个理论强调个体免疫系统能够识别并消灭表达新抗原的"异己"成分或突变细胞，以保持机体内环境的稳定。也就是说，在人类机体中肿瘤细胞经常出现，但是由于免疫系统会及时清除肿瘤细胞，所以人类不会罹患肿瘤。免疫系统不仅可以使个体免受肿瘤的伤害，还能塑造肿瘤的免疫原性。

基于免疫监视理论，跨越了30年后，2002年美国肿瘤生物学家R.D Schreiber提出了"肿瘤免疫编辑"理论。肿瘤免疫编辑理论认为：

肿瘤是免疫逃逸的结果。"免疫监视"并不能完全避免恶性肿瘤的发生，而且肿瘤一旦发生，随着病情的发展，其恶性程度逐渐增加，并最终发生广泛转移。肿瘤免疫编辑主要包括三个阶段，即消除、平衡和逃逸，可以说肿瘤在机体内发生、发展是肿瘤细胞和免疫细胞不断博弈的复杂过程。

首先是消除阶段，固有免疫和适应性免疫共同合作，能够在肿瘤出现临床症状前识别并将之清除。这个阶段的新生肿瘤具有较强的抗原性，较易被免疫系统识别并将其清除。此时如果清除成功，肿瘤免疫编辑过程则就此结束；如果一些变异的肿瘤细胞逃过了肿瘤免疫编辑的"清除"作用而存活下来，它们与免疫系统的关系就进入了平衡阶段。

在平衡阶段，肿瘤细胞的抗原性减弱，不易被免疫系统识别和清除，但又时时处在免疫系统的清除压力下，因而不能过度生长，表现为检查不到可见的肿瘤。肿瘤免疫编辑的平衡状态是动态的，即便是处在免疫系统的压力下，肿瘤细胞依然有可能在人体内终身存在，其基因有可能发生变化，肿瘤细胞获得突变的逃逸基因，这种基因突变产生的积累效应达到一定程度时就有可能打破平衡，使免疫系统与肿瘤细胞的关系进入逃逸阶段。

在逃逸阶段，肿瘤细胞能够逃脱 T 细胞的免疫杀伤，也能够改变自身细胞凋亡信号通路，与此同时，肿瘤细胞还会释放具有免疫抑制功能的分子，诱导调节 T 细胞对其他免疫细胞产生抑制作用。这个阶段不仅肿瘤细胞发生改变，肿瘤细胞周围的微环境亦同时发生改变。免疫系统的抗肿瘤机制已经全面崩塌，无法控制肿瘤的生长。肿瘤疯狂增殖、侵袭，转移至全身，这就是免疫逃逸的极端。

肿瘤免疫编辑理论的不断发展，进一步明确了肿瘤与免疫系统的相互作用关系，为肿瘤免疫治疗提供了重要的理论依据。以免疫检查点抑制剂为例，科学家发现肿瘤的免疫反应常在肿瘤组织周围被选择性地抑制，而全身的免疫反应并没有被抑制。免疫治疗无效的原因并不是无法系统性地激活免疫反应，而是在肿瘤组织周围无法激活免疫反应。

　　一方面，免疫治疗需要增强体内激活的免疫细胞，去杀伤肿瘤细胞（如同加大油门）；另一方面，需要找到抑制的关键点，去选择性地解除抑制（如同松开刹车）。我们现在提到的免疫检查点抑制剂正是采用了松开刹车的原理。

　　所谓"检查点"，就像一个刹车（图5）。肿瘤之所以难以治疗，是因为肿瘤细胞可以伪装成正常细胞，躲过免疫系统的追击。它们通过操纵检查点、关闭T细胞反应的方法蒙混过关，从而疯狂繁殖与增长。免疫检查点抑制剂可以让T细胞重新活跃起来，解放免疫反应，杀灭肿瘤细胞。

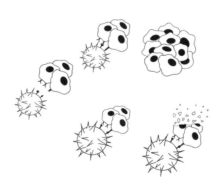

图5　免疫检查点

　　典型的免疫检查点抑制剂就是现在大家经常提到的 PD-1/PD-L1 抑制剂（图6）。PD-1 是 T 细胞表达的一种抗体，会被肿瘤细胞表达的

PD-L1 激活并使 T 细胞失活。此时，采用
PD-1 或 PD-L1 抗体，能够阻止肿瘤细胞对
T 细胞的免疫抑制作用。著名的免疫学家陈
列平教授不仅是 PD-L1 的发现者，还提出
了免疫检查点抑制剂的三大特征：一是使肿
瘤免疫正常化；二是特异性靶向肿瘤的免疫
微环境；三是重塑肿瘤的免疫微环境。

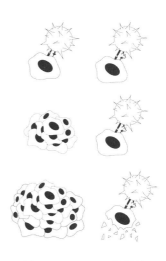

图 6   PD-1/PD-L1 抑制剂

国际上最早获批上市的 PD-1 单抗为美
国 BMS 公司的纳武利尤单抗注射液，于
2014 年在日本上市，用于治疗黑色素瘤。之
后获批用于非小细胞肺癌、肾细胞癌、霍奇
金淋巴瘤、尿路上皮癌等十余种癌症。国内
也因 PD-1/PD-L1 抑制剂的研发掀起了创新
药物研发的高潮，截至 2021 年年末，获得
国家药品监督管理局批准上市的国产 PD-1
抑制剂达到 6 款。

● "超级战士"

值得注意的是，近来"120 万一针抗癌
药物，癌症完全治愈"的新闻铺天盖地，免
疫治疗又一次进入大众视野。尽管表述不完
全代表事实，但是也燃起了很多癌症患者和
家属的希望之火。

这款名为"阿基仑赛注射液"的明星抗

癌药，实为嵌合抗原受体 T 细胞免疫疗法（CAR-T 疗法），严格意义上说不是药物而是一种细胞疗法，简单说就是从患者的血液中分离出 T 细胞，通过基因技术改造，使得 T 细胞更容易识别体内表达 CD19 抗原的肿瘤，实现特异性杀伤。

CAR-T 疗法的关键之处在于通过基因修饰使 T 细胞表达特殊设计的 CAR，就如同给 T 细胞装上了导航和武器。将这种 T 细胞在体外增殖之后再回输到患者体内，通过 CAR 与靶细胞表面抗原特异性结合，T 细胞能够精准识别肿瘤细胞，进而杀死肿瘤细胞，达到治疗肿瘤的目的（图 7）。

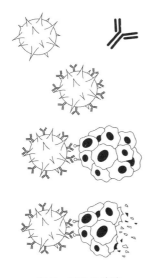

图 7　CAR-T 疗法

CAR-T 疗法并不是新出现的治疗方式。1993 年以色列科学家 Zelig Eshhar 团队开发了第一代 CAR-T 细胞治疗技术，解决了回输的 T 细胞无法靶向清除肿瘤的问题。2012 年，美国一位患急性淋巴细胞白血病的小女孩艾米丽，是全球第一个接受试验性 CAR-T 细胞免疫治疗的儿童。

艾米丽出生后一直非常健康快乐，5 岁那年突然生病并被确诊为急性淋巴细胞白血病。尽管患这种疾病的大部分患儿可以通过化疗治愈，但艾米丽的治疗过程却万分坎坷，常规化疗后疾病复发，并不断出现肺部感染，速度之快、进展之凶猛，几乎等不到进行骨髓移植。

主治医生无计可施，建议艾米丽的父母带艾米丽回家度过最后一段时光。但费城儿童医院一个名为 CTL019 的新药临床试验给艾米丽的父母带来了一丝希望。2012 年 3 月，医生提取了艾米丽的 T 细胞，一个月后进行了 CTL019 修饰细胞的回输。治疗期间，艾米丽发生了严重的"细胞因子风暴"，但医生及时有效的治疗帮助她度过了这段艰难的治疗之旅。命运之神似乎终于眷顾了这个美丽的女孩，回输治疗后的近 1 个月，艾米丽的骨髓检查显示已经查不到肿瘤细胞，3 个月后艾米丽出院回家，5 个月后艾米丽重返校园。每一年，艾米丽都会用微笑告诉全世界，她很健康，体内没有肿瘤细胞。

科学是很奇妙的事情，疾病给可爱的孩子带来噩梦，而科学技术的创新用"魔法"为艾米丽驱散了阴霾，带来了新的生命。CAR-T 免疫疗法给艾米丽创造了伟大的生命奇迹，也给无数肿瘤患者带来了生的希望。作为一名医生，我时时刻刻都在感受着生命带来的感动，生命带来的力量！为了宝贵的生命，为了身边所爱之人，所有罹患疾病的人都在经历艰难而持久的战役，而他们坚强、勇敢的态度，让其生命之花变得更加灿烂。

CAR-T 细胞疗法主要分为以下四个步骤：第一步，从患者的血液中分离出 T 细胞。第二步，利用基因工程技术对 T 细胞进行改造，使其成为拥有识别并且攻击肿瘤细胞能力的 CAR-T 细胞。第三步，大量扩增 CAR-T 细胞，一个患者可能需要几十亿甚至上百亿个 CAR-T 细胞。第四步，将这些扩增好的 CAR-T 细胞回输至患者体内。

目前，CAR-T 的结构共经历了五代，细胞内共刺激域结构的差异通过调节细胞因子的产生、扩增、细胞毒性及其对患者给药后的持久性来影响 CAR-T 细胞的安全性和活性，现在临床研究中大多使用的是第二代 CAR-T 细胞结构。

需要注意的是，CAR-T 疗法并不是打开抗癌之门的万能钥匙。首先，CAR-T 细胞疗法制备工艺复杂，其昂贵的价格让普通大众望而却步，而且高价格并不一定等于高疗效，CAR-T 细胞疗法只能对部分患者有效，并非所有患者都如艾米丽一样幸运。

目前，该疗法主要用于血液系统肿瘤，如淋巴瘤、白血病等，对其他实体性肿瘤的治疗效果还有待临床研究进一步确认。同时，CAR-T 细胞在杀伤肿瘤细胞的同时也会出现不良反应，如细胞因子风暴，这是一种短时间内可危及生命的全身性炎症综合征，轻度症状包括发热、头痛、皮疹、关节痛和肌肉痛；严重症状包括高热和低血压，可进展为系统性炎症反应，伴有休克、血管渗漏、弥散性血管内凝血和多器官功能衰竭等，危及患者生命。因此在临床中，筛选能够从 CAR-T 细胞疗法中获益的患者，同时筛选出有可能出现严重不良反应的患者，是未来转化研究的重点方向。

当新兴技术给人类带来希望的同时，人类要保有清醒的认知。

● 求精求准

未来，所有人都希望免疫治疗可以更精准。与手术、放疗、化疗等传统肿瘤治疗手段不同，患者的个体差异对免疫治疗效果的影响极大。研究表明，绝大部分患者对免疫检查点抑制剂并不敏感，甚至部分患者在治疗后出现肿瘤"超进展"，病情急剧加重。

患者能够从免疫治疗中获益，基本上要满足三个条件：一是肿瘤细胞要有足够的可被识别的新生抗原，递呈一个抗原T细胞；二是有足够数量的具有杀伤能力的T细胞，T细胞的数量是决定免疫治疗效果的重要因素之一；三是要关注影响T细胞功能的外部因素，如在肿瘤微环境局部存在复杂的免疫抑制或免疫逃逸，导致抗肿瘤免疫反应不能有效完成。

如何从大量的肿瘤患者中找到这些真正能从免疫治疗中获益的患者，真正做到精准化免疫治疗？临床上迫切需要找到相关生物标志物来指导治疗，这是免疫治疗目前主攻的研究方向。

现有研究显示，免疫治疗缺乏如EGFR之类的非常明确的分子标志物，而现有的具有一定预测效能的分子标志物，如PD-L1表达、CD_8^+T细胞、肿瘤突变负荷（TMB）等，不仅在不同患者间个体差异极大，而且在免疫治疗过程中还处于动态变化之中，因此在临床应用过程中存在很大的局限性。

"要知道，免疫治疗的发展史告诉我们，任何一种新的治疗方式并不是一蹴而就的，能够应用于临床的创新性研究，背后往往需要几年，甚至几十年基础研究的前期工作，在此期间科学家需要反复论证，经历失败，并通过严格的临床试验试炼，过五关斩六将，才能最终进入临床实践。"向我介绍免疫治疗的这位资深教授不无感慨地说。

是的，科学技术的持续革新带来了肿瘤治疗模式的转变，推动了创新药物的研发。我们目前正在探索的医学基础研究领域，也必将为日后临床医学提供理论基石。让我感到幸运的是，我们所处的时代正是创新药物井喷式发展的时代，基础研究可以更加高效地转化为临床应用，有利于肿瘤患者更及时地接受最前沿的治疗。

When breath becomes the air 作者保罗·卡拉尼说："医生的工作就像是把两节铁轨连接到一起，让患者的旅途畅通无阻，最终把他们带到想要到达的地方。作为一个医生的职责并非战胜死亡，而是在与疾病斗争的道路上与患者并肩战斗。"书中一句话说道："我们身负奇迹而行，却在自身之外寻找奇迹，我们是大自然大胆冒险的造物，研究自然者，如若睿智，则提纲挈领，研究人类足矣，其他人则孜孜以求，埋首于分裂的碎片与浩繁的卷帙。"

第四章 无形之剑

　　放疗是肿瘤治疗中的"三板斧"之一，构成了肿瘤治疗不可或缺的一环。20 世纪 90 年代我报考大学时，专业是临床医学本硕连读七年制。我的发小，有学工的、学文的，都是四年本科。当我跨入大学校门时，就注定了要比别人多读三年书，这确实需要一番勇气，更离不开家庭的支持。没想到的是，七年本硕读完之后，我又接着读了三年博士，"非常 7+3"，求学十年路漫漫，这是后话。当年全省考入临床医学本硕连读七年制专业的只有两名学生，一个是我，另一个是她，也就是下文的主角，一名非常优秀的放疗科医生。凑巧的是，我们坐同一趟火车去报道，一起上基础课、一起见习、一起实习，毕业后又都留在了同一家医院，我在泌尿外科，她在放疗科，老乡、同窗、同事、好友……多重关系将我们紧密地联系在一起。

　　我和她在工作中有很多交集，在一次多学科讨论时，她分享了一个新颖的观点：放疗不仅能杀死肿瘤细胞，还能激发人体的免疫反应，可以将放疗与免疫治疗"强强联合"。

• 放疗不良反应大吗

一旦得知自己或者周围人罹患恶性肿瘤，人们通常会问："医生，能不能吃点儿什么药把病治好？"或者急匆匆地去求助外科医生："医生，你早点儿帮我把它切了，我就踏实了！"一提到放疗，很多人会出于恐惧表示："不要不要，那个治不好，还给治坏了！吃不了饭、掉头发，一弄上，人就不行了！"

事实真是如此吗？

让我们一起看看世界卫生组织（WHO）发布的数据：2000年，全球肿瘤治愈率为45%，其中手术占比22%，放疗占比18%，化疗占比5%；2008年，肿瘤治愈率提高到55%，其中手术占比25%，放疗占比23%，化疗占比7%；2013年，肿瘤治愈率进一步提高到67%，其中手术占比30%，放疗占比30%，化疗占比7%（图8）。很显然，放疗的疗效已经从略逊于手术稳步上升到与手术平齐的水平。

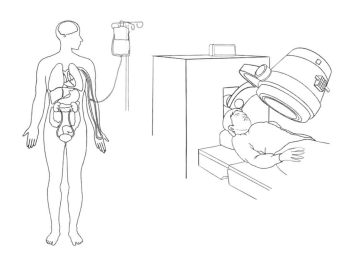

图8 化疗、放疗的对比

放疗应用范围广，约有 95% 的癌种适合放疗，早中晚各期的肿瘤患者，不论能否手术，大多可以选择放疗。据 WHO 预计，若以全部肿瘤患者计算，其中 50%～70% 在其病程的某一阶段需要接受根治性或姑息性放疗。放疗早已成为治疗恶性肿瘤的主要手段之一。

放疗之所以容易被忽视，是因为相较手术而言，它太"年轻"了，发展至今才有近百年的历史；而且在它发展的同时，它的"哥哥"——放射诊断专业的发展更加迅猛，掩盖了放疗的光芒。

1895 年，伦琴发现 X 射线，是放射诊断专业发展的里程碑。伦琴给夫人戴着戒指的手拍摄的那张名垂青史的 X 线片引起了全世界的轰动。在美国报道此事 4 天之后，就有人用 X 线发现了患者脚上的子弹。X 线迅速进入医疗领域，放射诊断专业迅猛发展。

与此同时，放射治疗也在逐步发展。1899 年医生们开始用 X 线治疗皮肤癌，1902 年首例皮肤癌患者被成功治疗，外照射技术正式拉开了序幕；1920 年第一台放疗设备——200kV 级的 X 线治疗机诞生；1922 年 Coutard 和 Hautant 用 X 线成功治疗了一例晚期喉癌患者，而且并未发生严重并发症。

1898 年居里夫人提取出了镭，在她的指导下，人们第一次将镭用于癌症治疗。1910 年应用镭针和镭管插入人体疾病部位治疗肿瘤，开启了镭近距离治疗（内照射）的先河，1913 年医生采用这种方式治愈了两例宫颈癌患者。

至此，放射治疗的重要组成部分——外照射和内照射均正式走上了肿瘤治疗的舞台。1932 年梁铎教授建立了全国首个放射治疗组，将放疗引入中国。

随着放射治疗技术的发展，更多的射线（α、β、γ 射线）被引入，在不同的领域发挥着各自的作用。外照射技术广泛应用于全身各部位肿瘤的治疗，包括普通放疗技术、三维适形放疗技术、调强放疗技术、立体定向放疗技术和图像引导放疗技术等；内照射（近距离照射）技术包括后装治疗（暂时性驻留）、放射性粒子植入（永久植入）、放射性核素敷贴等。

放疗到底是怎么回事呢？它的不良反应真的那么大吗？

放疗时选用的是兆伏级高能 X 线，属于不可见光，即用肉眼无法看到；它的能量比 CT 用 X 线（千伏级）还要高很多，可以快速有效地穿透组织，围绕肿瘤在不同方向进行照射，最终把放射线的能量集中在肿瘤区域，杀灭肿瘤，可谓"无形之剑"。

● **如何实施一次放疗**

目前所用的调强放疗是采用各种机头辅助设备，将兆伏级的高能 X 线定制成各个与不规则肿瘤形状近似的"光束"，从合理的角度照向肿瘤，将能量集中到肿瘤上，在杀灭肿瘤的同时保护肿瘤周围的正常组织，以免发生不良反应。

放疗其实是和手术一样的局部治疗手段，只有照射或者手术的区域才会受到影响，如进行腹部放疗的患者，是不可能发生脱发这种不良反应的。在照射范围合理、照射剂量安全的前提下，放疗的不良反应非常小。

通过调强放疗（一种外照射，目前临床应用最为广泛）的治疗流程（图 9），我们可以更好地了解到现代精准放疗是如何实现的。

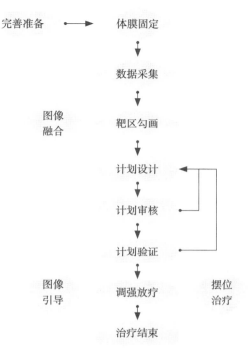

图 9 现代精确外放疗的治疗流程

在放疗之前，需要进行完善的准备。放疗医生会与患者约好放疗定位的时间，同时交代一些注意事项及患者的准备工作，如定位时患者需要空腹、憋尿、提前排便、摘除义齿等。

接下来要进行体膜固定与数据采集。患者按照医生的提示躺在或者趴在治疗体架上，医生将用热水泡软的热塑膜扣在待放疗部位塑形，约20 分钟后热塑膜冷却成形，取下备用。在 CT 机房里，患者采用同样的体位进行体膜固定，医生采集患者定位的 CT 数据建立坐标系。

下一步是靶区勾画。医生将采集到的患者定位 CT 数据传输到计算机中，放疗医生利用专用的靶区勾画软件，在每一层定位 CT 图像上以鼠标勾画出不同颜色和形状的"圈",分别圈出肿瘤和危险器官(即肿瘤周围可能受影响的组织和器官),帮助计算机识别这些结构,以便设计放疗计划。当然,随着人工智能技术的进步,现在计算机也初步具备了自动识别组织器官的功能,即自动勾画,俗称"电脑画圈"。放疗医生可以在"电脑画圈"的基础上进行检查和修改,大大提高了工作效率。医生完成靶区勾画后会下达放疗处方,明确标出某个颜色的"圈"代表的意义以及肿瘤部分应该给予的照射剂量、正常组织接受的上限照射剂量。

勾画靶区后,就要进行放疗中至关重要的一环——计划设计,它由放疗科的灵魂人物——物理师/剂量师来完成,主要是根据医生勾画的圈(靶区和危险器官)以及放疗处方计划,确定以多大的能量射线、以何种形状和角度照射到肿瘤上,尽可能地覆盖肿瘤、避开正常组织,满足医生的要求。简单来说,就是调整射线的角度、形状及能量,形成一个个以靶区为中心的大大小小的剂量圈,这个剂量圈应和医生勾画的圈完全吻合。即医生指到哪里,物理师就要用射线打到哪里;医生说哪里需要保护,物理师就要让射线远离哪里。

计划审核,是指医生需要审核物理师/剂量师设计的计划,判定其是否符合预期,肿瘤照射剂量是否足够,需要保护的组织器官是否安全。如果审核不通过,物理师/剂量师需要重新调整计划,必要时还要和医生共同协商计划的调整。总之,如此严谨的目的只有一个,即在保证肿瘤照射剂量足够高的同时又要保证正常组织器官足够安全。

计划审核后还需要验证,以确保计划的剂量能够真实地照射到患者身上。打个比方,就是用"假人"(三维体剂量验证设备)代替真人进行一次放疗,"假人"内部可以放置探头来测量实际照射剂量,测到的剂量应该和计划的照射剂量相等，这样才能保证治疗的安全。

最后，当前面一系列工作全部完成之后，就可以开始实施调强放疗了。患者按定位时的体位躺在治疗床上，扫描兆伏级CT图像（CBCT），计算机将CBCT图像与定位CT图像进行融合匹配，确定患者的体位是否准确，必要时对患者体位进行适当微调，然后开始放疗。这一步骤被称为图像引导，它可以减少患者每次放疗时（分次间）的摆位误差，确保放疗的精准度。

每次放疗需要3~10分钟，不同患者、不同计划和不同设备，所需要的放疗时间各有不同。在治疗过程中，患者可能会因呼吸、心跳或吞咽等动作引起内部器官或肿瘤位置的变化，因此在临床工作中会考虑适当放大照射靶区，或者加用一些控制呼吸或者监测呼吸等运动的设备，以此保证治疗的精准度。

- ## "刀剑"与"匕首"

前面提到过，外照射技术包括普通放疗技术、三维适形放疗技术、立体定向放疗技术等。它们在原理上是一样的，不同的是放疗设备的先进程度。

普通放疗技术是2D时代的放疗，使用X线透视机来指导医生确定照射野的部位和范围，照射野只能是长方形（可以用铅块稍微挡一挡边边角角），治疗精准度不高，不良反应大。

三维适形放疗技术增加了CT辅助，可以更清楚地看到肿瘤和正常组织器官；增加了多叶光栅，可以形成不规则形状的照射野，更好地保护正常组织、降低不良反应。

立体定向放疗技术主要是通过一些设备手段将放射线的能量高度集

中在较小的肿瘤上，肿瘤周边剂量快速跌落，从效果上看，像是一把非常锋利的刀，能快速切除肿瘤。这种技术其实还有个非常形象的名字——"刀"，如大家听到的 X 刀、γ 刀指的就是这种技术。

质子放疗发展较晚，目前应用较少，但是质子射线的布拉格峰具有物理学上的优势。这些先进的或者过时的放疗技术都得益于一门学科的支持——放射物理学。从事这门学科的放射物理师是放疗科的幕后英雄，平时看不见他们，但如果没有他们，放疗科将不复存在。

前面提到的是应用最为广泛的外照射，还有一种内照射（也称近距离照射），被广泛应用于宫颈癌、前列腺癌、乳腺癌和皮肤癌等的治疗中，具有治疗距离短、源周局部剂量很高、周边剂量迅速跌落的特点，因而可提高肿瘤局部照射剂量，有效保护周边正常组织和重要器官。内照射对于治疗部位的功能保护较单纯外照射更好。

宫颈癌的内照射应用最早也最广泛，它最先在居里夫人的指导下采用镭针和镭管进行，取得了很好的疗效，但是由于镭 -226 变为氡 -222 的半衰期为 1620 年，环境污染严重，且不利于放疗工作人员和患者的健康，目前已经被铱 -192 后装放疗所替代。

后装放疗是先将不带放射性的治疗容器（和假源）置于治疗部位，进行内照射放疗计划设计，计划通过验证后取出假源，由计算机遥控步进电机将治疗源（真源）送入治疗容器实施放疗的技术，可避免放置真源过程中医务人员接受不必要的辐射；同时，铱 -192 的半衰期为 74 天，防护难度低，环境污染小。

如果把外照射比喻为长刀和长剑，那么内照射就是杀向肿瘤的匕首，属于近距离杀伤武器，它可以只杀伤粒子周围的肿瘤细胞，而对周围正常组织没有任何影响。

• 肿瘤在放疗下如何变化

放疗的刀和剑，不是实际意义上的刀和剑，故称其为无形之刀、无形之剑。放疗后，肿瘤不会马上消失，而是有一个逐渐吸收的过程，最终可能会留下一个"瘢痕"。放疗后肿瘤的改变是一个复杂的过程，甚至由此衍生出一个专业学科——临床放射生物学。

在现代临床放射生物学中，有一个重要的"4Rs"概念，主要针对多分次放疗（除外γ刀等单次放疗）（图10）。

第一个"R"指的是细胞放射损伤的修复（repair of radiation damage）。放射线照射宛如飓风横扫千里，导致细胞内 DNA 单链或者双链断裂，但细胞不会坐以待毙，它会马上启动 DNA 修复通路，进行"灾后重建"。DNA 单链断裂可以正确修复，而 DNA 双链断裂则不可修复或者不可正确修复，最终将导致细胞死亡。肿瘤细胞的修复能力差，而周围正常组织的修复能力强，这个差异正是放疗能够安全应用的基础。

第二个"R"指的是细胞周期内的再分布（redistribution within the cell cycle）。打个比方，肿瘤内的细胞可能处在稳定期或者

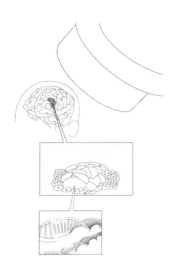

图 10　肿瘤在放疗中的变化

繁殖期，繁殖期细胞更容易被射线杀死。一次照射后，繁殖期细胞死亡，只剩下稳定期细胞，这样后续放疗就可能无效了。事实上，到下一次放疗前，会有一批稳定期细胞活跃起来进入繁殖期，变得对射线更加敏感，此时进行放疗则有利于提高疗效。

第三个"R"指的是乏氧细胞再氧合（reoxygenation）。在一块肿瘤组织中，离血管近的细胞氧含量高，对放疗敏感；离血管远的细胞氧含量低，称为乏氧细胞，对放疗不敏感，往往潜伏下来导致未来复发。一次放疗后，由于种种机制，乏氧细胞会重新吸收氧气，变成氧含量丰富的细胞，变得对放疗敏感，此时进行放疗则有利于提高疗效。

第四个"R"指的是再群体化（repopulation）。放疗后，部分肿瘤细胞死亡，部分顽固的肿瘤细胞却在拼命分裂，更加疯狂地增殖，进行"拼死抵抗"，以弥补放疗杀灭的肿瘤细胞，不利于提高放疗疗效。

就像所有反派都不甘心自己的失败与灭亡一样，肿瘤细胞被放射线照射之后，必然会疯狂"反扑"，加紧进行修复和再群体化。分次放疗就是一次又一次毫不留情地对肿瘤细胞进行打击，直到它无力反抗为止。杀灭肿瘤通常需要 60～70Gy 或者更高的剂量，少数放射线敏感的肿瘤需要较低剂量即可被消灭，如精原细胞瘤、淋巴瘤等。

Gy 是一个放疗剂量单位，它的百分之一是 cGy。有了单位，就能进行剂量的比较了。小朋友们比个子，往往以米或者厘米作为单位，在单位统一的情况下只要比较数据的大小就知道谁高谁矮了。放疗剂量却不能简单地进行数据比较，还要考虑分次数和间隔时间。

比如，10Gy×1 次和 2Gy×5 次，肯定是不一样的；2Gy×5 次，每天 1 次和每周 1 次，效果也是不一样的。道理很简单，十个包子一顿吃完，人会撑得很难受；分成 5 顿吃，就没事；分成 5 顿，连着吃 5

天，会有吃腻的感觉；改成每周吃一顿，就没有这种感觉了。所以说，放疗不能简单地比较剂量的总和。

那么如何才能比较合理地比较剂量的大小？临床放射生物学给出了"等效生物剂量"的概念和一个 LQ 公式。通过这个公式，可以计算不同治疗方案的等效生物剂量，再据此进行比较。不过，科学往往没有这么简单，这个公式也只能解决大部分问题，还有些问题依然解决不了，只能通过临床疗效进行比较。

• 哪些肿瘤放疗效果好

当我们手中有了无形而又精准的刀剑和匕首，也有了评估杀伤力的标准，就能挥动着它们杀向肿瘤了。让我们来看看这些武器的效果吧。

前面提到，约有 95% 的癌种适合放疗，50%~70% 的肿瘤患者在其病程的某一阶段需接受根治性或姑息性放疗。在鼻咽癌、肺癌、食管癌、前列腺癌、直肠癌、胰腺癌六个癌种的治疗中放疗应用较广。

以鼻咽癌为例，鼻咽癌高发于我国广东、广西、湖南、江西、福建五省（约 80%）和东南亚地区，其中以广东省发病率最高。鼻咽癌的早期临床表现包括鼻涕中带血、鼻塞、耳鸣、听力下降、头痛和颈部淋巴结肿大，但是这些症状往往容易被忽视，延误就诊和治疗的时机。

鼻咽癌治疗首选放疗，早期治愈率达 90% 以上，晚期通过联合化疗、靶向治疗或者免疫治疗等，治愈率也可以达到 50% 以上。不过，鼻咽癌由于发病部位深、周围重要的正常组织器官非常多，放疗难度非常大。平常网传的放疗反应，如脱发、皮肤发黑、口干、嗓子痛、吃不下饭以及脖子肿都曾是鼻咽癌放疗的"标配"。

但随着先进的调强放疗技术的普及，这些不良反应已经大幅减轻了，如调强放疗可以很好地保护腮腺，降低了口干的发生率和严重程度；调强放疗可以很好地保护后颈部，放疗后脖子肿胀、僵硬的患者已经很少见到。调强放疗对视力、听力、脑干、脊髓等的保护也更加有效。

鼻咽癌放疗后复发或者残留可以考虑手术或者二次放疗。二次放疗可以选择调强放疗或者 γ 刀、粒子植入等。但是无论如何，都需要谨慎处理。

前列腺癌其实是种"富贵病"，在欧美等发达国家发病率高。随着我国经济发展，人民生活水平提高，人均寿命延长，前列腺癌在我国的发病率直线上升，尤其是北上广深等一线城市，前列腺癌的发病率往往位居男性肿瘤发病率的第一位或第二位。

早期前列腺癌大多没有症状，部分患者同时患有前列腺增生，更容易被忽视。前列腺癌的生存时间较其他肿瘤要长，局限期前列腺癌五年生存率接近 100%，而晚期则降到了 28%，因此前列腺癌也是早诊断、早治疗的获益癌种。

前列腺癌有一个容易检测、花费不高的预测指标——前列腺特异性抗原（PSA）。PSA 由前列腺分泌，其升高往往代表前列腺癌或者前列腺炎、前列腺增生等疾病。一般情况下，PSA 越高，意味着前列腺癌分期越晚、肿瘤恶性程度越高。如果治疗后 PSA 并未下降或者反而升高，意味着治疗效果不佳或者出现了复发、转移。

早期前列腺癌可以考虑手术或者放疗（内照射或者外照射均有应用），两者治疗效果基本一致，而不良反应有所不同。通常情况下，局部晚期或者晚期前列腺癌不建议手术治疗，而是建议采用放疗，也可联合内分泌治疗、化疗等。

近年来医学界提出了"寡转移"和"全覆盖"的概念，大意是那些发生了转移而转移灶并不太多的患者，如果对所有病灶都进行外照射，则有可能提高患者的生活质量、延长生存时间。因此，在欧美等国家，放疗这把无形之剑往往是前列腺癌患者，尤其是高龄前列腺癌患者的治疗首选。我国某三甲医院放疗科治疗的前列腺癌患者中年龄最大的102岁，还有很多患者的年龄在80岁上下，这从一个侧面证明了现代放疗技术的安全性。

　　综上所述，运用好放疗这把无形之剑，可以提高大多数肿瘤患者的生活质量，延长生存时间，不良反应亦在可接受的范围。患者及家属没有必要一听到放疗就感到害怕，它是针对肿瘤的一种治疗手段，运用得力，可以让患者的生活变得更美好。

● 放疗与免疫治疗

　　免疫治疗的可贵之处在于广谱性与普适性。广谱性意味着它对于绝大多数肿瘤有效；普适性则代表它可以与手术、放疗、化疗联合使用。

　　实际上，早就有研究者提出了让放疗与免疫治疗"强强联合"的想法。当时人们观察到，局部放疗有四种效应，即旁观者效应、远隔效应、免疫调节效应与免疫放大效应。旁观者效应指的是通过局部治疗不仅可以杀灭治疗区域内的肿瘤细胞，还可以杀灭治疗区域外的肿瘤细胞；远隔效应则指对一个部位的肿瘤进行放疗，有可能导致远处未经放疗的转移性肿瘤消退；免疫调节效应和免疫放大效应指的是放疗对肿瘤免疫具有调节和放大的功能。

　　这四种效应都反映出了放疗与免疫治疗之间存在着密切的联系。简单来说，放疗既能杀灭肿瘤，也能释放肿瘤相关抗原，激活机体的抗肿瘤反应；同时，放疗还能改变肿瘤的微环境，打开免疫细胞进入肿瘤核心的通路，使得对免疫治疗没有反应的"冷肿瘤"变成对免疫治疗有反应的"热肿瘤"。在这种情况下，使用 PD-1 等免疫检查点抑制剂将事半功倍。

关于放疗与免疫治疗的研究，最成功的案例要数肺癌领域的 PACIFIC 研究。这项研究在 2017 年发表，轰动全球。研究者将放化疗后肿瘤未进展、不可手术的局部晚期非小细胞肺癌患者随机分成两组，试验组接受不超过 1 年的 PD-L1 抑制剂（度伐利尤单抗）治疗，对照组接受安慰剂治疗。

这两组的结果相差巨大。试验组的患者约一年半时间没有发生肿瘤增长或转移（中位无疾病进展时间为 16.8 个月），对照组只有约半年（中位无疾病进展时间为 5.6 个月）。当观察时间达到一年时，试验组有 55.9% 的患者存活，并且肿瘤没有复发，对照组只有 35.3% 的患者存活；当观察时间达到一年半时，两组之间的这一数据变为 44.2% 比 27%。

研究还发现，免疫治疗可以延缓患者远处转移出现的时间，两组至首次转移出现的时间分别为 23.2 个月和 14.6 个月。这些结果都证明了免疫治疗的显著疗效，对局部晚期非小细胞肺癌患者来说意义非凡，它结束了患者完成放化疗后只能被动等待肿瘤复发的尴尬。

这项惊人的研究每年都在向全球汇报着新进展。这些接受免疫治疗的患者中位总生存时间达到了 47.5 个月，5 年总生存率为 42.9%，中位无疾病进展生存时间为 16.9 个月，5 年无疾病进展生存率为 33.1%。

在此之前，面对局部晚期非小细胞肺癌患者，医生往往会难过地告知他们，这个病，这个期别，要活过 5 年很难。但免疫治疗给了他们希望，也给了医生胆量和勇气告诉患者："也许就在不远的将来，局部晚期非小细胞肺癌可能会被治愈！"

如今，不仅放疗领域发展迅猛，更有百余项放疗与免疫治疗联合的临床研究启动，这个领域正在吸引更多人的关注。看到放疗与免疫治疗"强强联合"的新时代开启，我感到非常激动。人类在放疗联合免疫治疗的路上已经看到了希望的曙光，越来越多的患者从中受益。前人的探索为我们积累了宝贵的经验，而我们孜孜不倦的试错与总结，也终将为后来者的成功奠基。

第五章 以毒攻毒

　　膀胱癌电切术后，为预防肿瘤复发，膀胱灌注化疗药物是非常重要和基础的一环。我博士毕业以后留院担任主治医师工作的第一年是在门诊，其中一项重要工作就为患者进行膀胱灌注。每周四上午是固定的灌注时间，我带着一名进修医生、一名护士，三个人从开药、收药，到消毒、插尿管、灌注、拔尿管，分工协作、一气呵成，从早八点到中午十二点，多时能为接近百名患者进行膀胱灌注。灌注后患者需要平卧、侧卧，了解情况的人一看到门诊大厅满地的行军床，就知道今天必定是泌尿外科的"灌注日"了。

　　他是一名泌尿外科的研究生，个子很高、皮肤白净。这个"九零后"年轻人让我感到眼前一亮：他有扎实的理论功底，又有创新活力，承担起了为同小组学生讲课的任务。在一次偶然的交流中，他和我说起了对膀胱癌的认识，他的讲述平实生动、深入浅出，让我似乎也回到了刚刚上班的那段时光。

● 初识膀胱癌

　　2021 年夏天，拟录取后我总算松了一口气，这场旷日持久的考博之战终于落下了帷幕，结局也还算满意。2021 年 9 月份，我如愿以偿地迈入了自己向往的科室——泌尿外科。

走进科室，大家看起来都很忙碌，我的精神顿时紧张起来。交接班的时间定在每天早晨七点半，比大多数科室早了半小时。全体医生和护士面对面站立为两排，这大概是科室一天中最重要的仪式。值班护士总结昨日手术、新入院患者、总入院患者情况；值班医生交待前天晚上值班情况，最后是今日手术安排。膀胱镜、软镜、输尿管癌伴积水、前列腺癌、肾囊肿、血尿……都是全然熟悉又陌生的词汇，也许这就是面对书本上的知识与实际沉浸于临床工作的差别。

恍惚间，仿佛回到多年前的夏天，我呆坐在陌生的大教室中。这是我本科阶段上的第一节外科学课程，一位打着蓝色领带，身着白服的老教授大步走上讲台。老教授的一些话让我牢记至今："医学的目的，在于延长人生命的长度，和提高人生活的质量。因为人类仍然处在各种疾病的威胁之中。"

没错，只要不是被"外因"杀死，人类始终会处于疾病的威胁中，并最终死于疾病。不妨让我们看看目前人类处在什么样的疾病威胁之中，100 年前，威胁人类的又是哪些疾病……

在著名医学期刊《新英格兰医学杂志》创刊 200 周年时，公布了一项研究结果，描述了 1900 年和 2010 年美国十大死亡原因。在 1900 年，大部分死亡原因为传染性疾病。在 2010 年，十大死亡原因中有不少慢性病。这可以一窥现代医学在其中发挥的作用。毕竟，在一个割破手指就可能因感染而死、吃坏肚子就可能因腹泻而死、被人咳到就可能因肺结核而死的时代，大部分人根本不用担心自己活到 60 岁以后有可能被癌症、糖尿病、阿尔茨海默病等慢性病折磨。这也是我立志想要学习肿瘤学的原因。

突然我被导师的召唤声带回现实，交接班后我一天的学习与工作也将正式开始。泌尿外科真的很忙，每天至少八九台手术。膀胱癌、肾癌、前列腺癌，摊到任何一个人身上都是天大的病痛，但在这间小小的办公室里，统统变成一个个渺小的词汇。泌尿外科的疾病诊断清晰，治疗手段多种多样，无论面对何种疾病，教授们都显得游刃有余，有一种四两拨千斤般地轻巧。

我参加的第一台手术是经尿道膀胱肿瘤电切术。进入手术室的时候患者还没开始麻醉。患者是一位年龄有些大的老爷爷，他有点儿紧张，带教老师便拍了拍他的肩膀，握住他的手一直安慰。老人已经 80 多岁了，被儿子带去就医，主诉肉眼血尿 3 个月余，因为老人并不在意，所以耽误了病情。老人先在外院检查了肾脏，并未发现结石和肿瘤。医生始终找不到老人长时间反复血尿的原因，直到运用膀胱镜进行检查，竟发现如珊瑚状一朵一朵的尿路上皮癌，就长在老人尿道接近膀胱颈处，使得他需要用力才能顺利排尿。

老人膀胱里长满肿瘤的画面相当惊人！只要尿路上皮癌长得浅，就算是 T_1 期，切除后依然可以采取继续追踪并膀胱内药物灌注治疗；一旦肿瘤入侵至肌肉层，就是 T_2 期，标准治疗必须将整颗膀胱摘除。好在影像学检查提示老人的肿瘤好似长得很表浅，并且老人年纪较大，于是医生最终决定为其进行经尿道膀胱肿瘤电切术，手术后老人恢复良好。

- **膀胱癌是较"善"的肿瘤吗**

膀胱，是人体内活动度最大的器官，是肌膜性囊状器官，主要功能是储存尿液。膀胱的容量因每个人的年龄、性别及个体差异而有所不同，又因毗邻的脏器形态不同而变化（包括膀胱的形状、大小、位置及膀胱壁的厚度）。

膀胱空虚时完全位于小骨盆内，而膀胱充盈时则可膨胀上升至耻骨联合上缘以上。空虚的膀胱为腹膜外位器官，形如锥状，分为尖、体、底、颈四部和一个上面、两个下外侧面。膀胱底朝向后下方，呈三角形。女性膀胱底与子宫颈和阴道前壁紧密相邻；男性膀胱底与直肠相邻，上部有直肠膀胱陷窝，下部有精囊和输精管。充盈的膀胱为腹膜间位器官，形态呈卵圆形。腹膜壁层从腹前壁的耻骨上区移开，随着膀胱充盈程度的不同移开的距离可有所改变，长度约5cm的区域没有腹膜，当膀胱极度膨胀时外科手术入路即在此部位。

通常情况下，膀胱黏膜疏松地附着在深部肌肉上，当膀胱空虚时黏膜出现皱襞，而膀胱充盈时皱襞消失。尿道内口与左、右输尿管口间称为膀胱三角，此处膀胱尿路上皮只有三层细胞，被固有层牢固地固定在深部肌肉上，故而位置不受膀胱容积变化的影响，黏膜始终保持平滑，是膀胱结核和膀胱肿瘤的好发部位。输尿管口位于膀胱三角的两个后外侧角，常呈裂隙状。通常两输尿管口之间的距离约2.5cm，与距尿道内口之间的距离相同。膀胱充盈时其间距离可以增大。尿道内口位于膀胱三角的尖部，在膀胱最下方连接尿道。

"膀胱者，州都之官，津液藏焉，气化则能出矣"，作为储尿、排尿的器官，一般情况下人们很难想起它，除非它开始"搞事""搞大事"，比如长个肿瘤。膀胱癌是泌尿系统最常见的恶性肿瘤，全球范围内发病率位居所有恶性肿瘤的第11位，死亡率位居所有肿瘤的第13位。

这样一个"健康杀手"很会伪装，常被误以为是炎症或其他疾病。医学知识的匮乏和对死亡的恐惧，蒙住了患者的眼睛。很多患者由于对膀胱癌不了解、不重视，遗憾地错过了早期治疗时机。

有人说："膀胱癌是最'善'的肿瘤"，其实这还是要看我们对于"善"的理解。如果单纯从预后来看，也就是单纯从罹患肿瘤后的生存时间来看，那么膀胱癌的确是比较"善"的肿瘤，但是谈不上"最善"，比如常见的甲状腺乳头状癌，俗称"幸福癌"，这种癌基本不会致人死亡，预后非常好，所以与甲状腺乳头状癌相比，膀胱癌算不得"最善"。如果从肿瘤带给人类的痛苦程度来看，膀胱癌也不能算是一种"善良"癌，因其治疗过程比较漫长，给患者带来的痛苦比较大。

很多人认为膀胱癌是比较"善"的肿瘤，主要是基于膀胱癌的预后还可以。一项国内比较权威的研究数据显示：按照 WHO 肿瘤分期来划分，T_1 期膀胱癌的五年生存率为 91.9%，T_2 期膀胱癌的五年生存率为 84.3%，T_3 期膀胱癌的五年生存率为 43.9%，T_4 期膀胱癌的五年生存率为 10.2%。如果没有接受过医学专业教育，那么大部分人对以上数据可能并不会有特别的感受，这里简单说一下，T_1 期可以算是早期肿瘤，T_3 期意味着肿瘤细胞已经侵犯到膀胱以外，严格来说可以算是晚期肿瘤，但是 T_3 期膀胱癌的五年生存率仍然有 43.9%，这是其他大多数癌种望尘莫及的。所以总体来说，膀胱癌的预后的确算是不错。

依据治疗方式的不同，可以将膀胱癌分为两种类型，即非肌层浸润性膀胱癌与肌层浸润性膀胱癌。这两种类型的膀胱癌都可以通过手术治疗。非肌层浸润性膀胱癌可以保留膀胱，而肌层浸润性膀胱癌如果希望通过手术的方式根治，就必须将膀胱完整切除。

- **两种膀胱癌和膀胱灌注**

肌层浸润性膀胱癌患者必须完整切除膀胱，这使得患者的生活质量和自尊心受到了极大的伤害，虽然目前有通过截取回肠做新膀胱的手术，但是这种手术适应证比较窄，而且术后需要进行恢复锻炼才能达到控尿的目的。

还有很多患者连接受这种手术的机会都没有，只能造瘘，这样就需要终身佩戴尿袋。对于那些肿瘤已经发生转移的膀胱癌患者，还需要进行化疗或者放疗，且不说化疗的痛苦，晚期的癌痛如果没有得到有效的镇痛治疗，也是让人难以忍受的。我所见过的行膀胱癌根治术的患者，术后生活得小心翼翼，精神压力非常大。

不过，初诊膀胱癌的患者中大部分（约70%）是非肌层浸润性膀胱癌，包括原位癌、非侵袭性乳头状癌、侵入上皮下结缔组织癌。这种类型的膀胱癌可以通过经尿道膀胱肿瘤电切术将肿瘤切除，保留膀胱，大幅提高了患者术后的生活质量。但是这种手术方式有很高的复发率，继而衍生出一种区别于其他肿瘤的治疗手段——膀胱灌注治疗。这种治疗方式需要不断通过膀胱镜检查，定期向膀胱内灌注药物，以达到预防复发的目的，通常需要灌注一年甚至更长时间。很多患者不能耐受膀胱灌注治疗，感觉非常痛苦，特别是对于男性患者，这一治疗过程更是不友好。

在开始治疗前，几乎所有首次接受膀胱灌注治疗的患者都会在还处于清醒状态时小声问我："医生，这个操作痛不痛啊，我需要注意什么啊？"我虽然心里知道这是一个有点儿难受的过程，但也只能尽量安抚他们，幸好绝大多数患者能够坚持完成治疗，这也给患者继续与肿瘤对抗带来了希望。

经过多次操作以及与老教授学习，我总结了一个技巧，希望能对接受膀胱灌注治疗的患者有所帮助，那就是在插入尿道的时候让患者深呼吸，检查过程中大口深呼吸，这样能在一定程度上使膀胱放松，方便检查医生更好地操作，保护膀胱不受伤害，从而减少对患者的刺激。

膀胱癌术后为什么要进行灌注治疗？已经做了手术，肿瘤为什么还会复发？为什么膀胱灌注治疗比其他辅助治疗持续的时间要长……这应该是几乎所有膀胱癌患者心中的疑问。

非肌层浸润性膀胱癌的手术治疗只需要经尿道切除肿瘤即可，但切除深度必须达到膀胱肌层。这种切法很难将肿瘤彻底切干净，所以需要在术后进行辅助治疗。有统计研究表明，首次接受经尿道膀胱肿瘤电切术的患者，其肿瘤残留率高达 30% 以上，因此有人建议在首次手术之后的 2～6 周进行第二次电切术。但是不管做不做第二次电切术，术后 3 个月患者一定要进行膀胱镜检查，并且术后一定要进行膀胱灌注治疗（图11）。术后膀胱灌注治疗的目的是防止肿瘤复发。

此外，膀胱灌注治疗的时机和疗程也是非常重要的问题。一般来说，做完经尿道膀胱肿瘤电切术之后患者应该立即接受膀胱灌

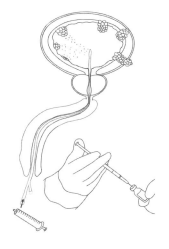

图 11　膀胱灌注化疗

注治疗，或者在 24 小时内完成，除非手术创面比较大、出血比较多或者有穿孔，否则都要在术后 24 小时内进行灌注，越早越好，最好是在手术结束后立即灌注。如果是低危组患者，那么灌注一次就可以了，不需要后续再灌注。

● 治疗膀胱癌的卡介苗

卡介苗是以减毒的结核分枝杆菌为菌株生产的活菌疫苗，用于预防肺结核。到了泌尿外科我才知道，卡介苗还可用于膀胱癌术后辅助治疗。目前膀胱灌注预防膀胱癌术后复发的药物有多种选择，常用的主要有两类：一类是抗肿瘤化疗药物，如丝裂霉素、多柔比星、表柔比星、吡柔比星；另一类是免疫调节剂，如卡介苗、白介素、干扰素。新的膀胱灌注药物不断涌现，如吉西他滨、多西他赛。

其中，卡介苗灌注治疗经受住了时间的考验，证明其效果优于其他药物，并且有力地改变了非肌层浸润性膀胱癌的自然病程。在过去的数十年中，由于卡介苗灌注治疗的出现，不仅挽救了许多患者的生命，而且使他们的膀胱得以保留，提高了患者的生活质量。

卡介苗治疗膀胱癌是人类治疗肿瘤最成功的免疫疗法。作为活菌疫苗，其通过局部淋巴管进入机体后，在淋巴结内繁殖、增菌；随血流到达肝、脾，刺激肝脾肿大，在此繁殖、贮藏并激活各类免疫细胞，形成非特异性免疫反应；此后，体内细菌由多转少，最终被清除，肝、脾逐渐恢复正常，增强了机体免疫功能却未引起任何损害。

卡介苗，一种用于预防世界大部分人口患结核病的疫苗，是如何成为人类常见癌症之一的标准疗法的？这是一个非凡的故事，也是转化医学在肿瘤治疗史上最成功的应用，以偶然的科学发现为契机，最终酝酿为良好的实验和临床研究。

　　卡介苗的发现和发展可以追溯到 100 年前。分枝杆菌在哺乳动物宿主中引起肺结核。20 世纪初，即 1907 年秋天的一个下午，卡尔美和介林走在巴黎近郊马波泰农场的一条小路上做实验，试图把结核分枝杆菌疫苗接种到两只公羊身上，但每次都失败了。走着走着，他们发现田里的玉米秆儿很矮，穗儿又小，便关心地问身边的农场主："这些玉米是不是缺乏肥料？"农场主说："不是，先生，这种玉米引种到这里已经十几代了，可能有些退化了。""什么？请你再说一遍！"农场主笑着说："是退化了，一代不如一代啦！"看着匆匆离去的两个人，农场主觉得很好笑。

　　两个人马上联想到：如果把毒性强烈的结核分枝杆菌一代代培养下去，毒性是否也会退化呢？用毒性已经退化的结核分枝杆菌注射到人体，是不是就既不伤害人体，又能使人体产生免疫力了？为此，两位科学家足足花了 13 年的时间，终于成功培育了适合人体接种的结核分枝杆菌作为人工疫苗。

　　发掘卡介苗具有治疗癌症的潜能，始于 20 世纪 50 年代后期，纽约 Sloan Kettering 研究所的 Lloyd Old 进行了具有里程碑意义的研究。他的研究表明，已感染结核分枝杆菌的小鼠对移植入体内的肿瘤表现出较强的抵抗能力。由于免疫反应性增强，可知卡介苗的作用是间接的，并且由宿主介导。这为卡介苗具有抗肿瘤作用提供了第一个直接证据。

　　20 世纪 70 年代，Burton Zbar 在国家癌症研究中心进行了开创性研究，进一步证明了注射到动物体内的卡介苗具有抑制肿瘤的特性。当在肿瘤接种部位进行卡介苗接种时，可观察到肿瘤抑制现象。这种现象不是由卡介苗的直接细胞毒性所致，而是由宿主对卡介苗的迟发型超敏反应型免疫应答介导的。Zbar 还发现皮内注射卡介苗具有消退豚鼠皮内肿瘤、阻止淋巴结转移的生长和根除淋巴结微转移的作用。

卡介苗在临床用于癌症治疗始于 1969 年，当时法国的 Mathe 报道了卡介苗用于急性淋巴细胞白血病的辅助治疗，其结果令人振奋。在 1970 年，美国的 Morton 观察到用卡介苗治疗后黑色素瘤可消退。1975 年，deKernion 等报道通过膀胱内注射卡介苗成功治疗了膀胱内分离的黑色素瘤。

这些报道引起了人们对卡介苗的极大兴趣，卡介苗被誉为"有效的抗癌药物"，并且开始使用卡介苗治疗肺癌、前列腺癌、结肠癌和肾癌。令人遗憾的是，在多种肿瘤的治疗中，卡介苗很快就被更有效的治疗手段取代。但是迄今为止，卡介苗仍然是膀胱癌的经典治疗药物。

Morales 于 1972 年设计了针对膀胱肿瘤的原始卡介苗方案。通过尿道导管将 120mg 卡介苗注入 50mL 生理盐水中，再灌注到膀胱内。由于 Frappier 菌株被包装在 6 个独立的小瓶中，因此每周进行 6 次治疗，并且推测该时间表足以使患者产生免疫应答。结果表明，这个时间表具有很好的科学性。随后，研究人员选择 10 例行膀胱肿瘤电切术后复发频繁的患者进行卡介苗灌注治疗。结果证实，卡介苗灌注治疗降低了 7 例患者的肿瘤复发率。

1990 年美国 FDA 批准卡介苗用于治疗浅表性膀胱肿瘤。今天，卡介苗灌注治疗仍然是膀胱癌的标准治疗方案。

既往我们在膀胱癌治疗领域一直没有很大的进展，除了手术就是化疗，而且化疗的效果并不是非常令人满意。近些年来，膀胱癌治疗领域有了一个非常重大的突破，那就是免疫治疗。免疫治疗是继手术、放疗、化疗后第四个会改变整个膀胱癌治疗体系的具有划时代意义的治疗方法。

可以看到，我的医生同道们都对这个飞速发展的新治疗手段充满信心，免疫治疗就像一条大船，和各种治疗手段和设备配合。结合传统放疗、化疗和各类消融技术，达到 1+1 > 2 的效果。目前，受益于免疫治疗的绝大部分是晚期患者，希望我们能够在不久的将来突破局限，不管是晚期、中期、早期，甚至是全阶段患者，都有希望采用免疫治疗。相信随着免疫治疗的适应证越来越广，随着科学的不断发展和临床探索的不断深入，未来一定会有越来越多的肿瘤患者可以使用这种全新的治疗方法。

第六章 肿瘤早筛

很多医院都有体检中心，而我就职医院的体检中心前面有"防癌"两字，充分体现了重视癌症预防的理念：将癌症预防和早筛放在重要地位，从而减少癌症的发生，提高癌症的治疗效果。肿瘤的高危人群往往具有肿瘤家族史、肿瘤病史，因此需要开展个性化肿瘤早筛。下文的这位教授则是癌症防治领域的一位资深专家。

● **癌症病因**

我自 1995 年大学毕业参加工作，到现在已经 20 多年。从一个普通外科医生到现在的肿瘤科医生，对癌症这种令人恐慌的疾病了解得越来越多，认识得也越来越深刻。很多人面对癌症常常感到困惑和不解，为什么癌症这么吓人？为什么一发现就是晚期……类似的问题太多了，也让大家普遍"谈癌色变"，讳疾忌医。

结合个人体会，这些问题的解决办法其实可以总结成一句话，那就是癌症防治的关键在于提高防癌意识，在保持健康生活方式的基础上做到早发现、早诊断、早治疗。

刚参加工作的时候，癌症患者还比较少。最近几十年，随着经济的不断发展，人们的生活方式发生着巨大的变化，癌症的发病率和死亡率也随之上升。

据国际癌症研究机构（IARC）发布的 2020 年全球最新癌症负担数据，全球 185 个国家 36 种癌症类型的最新数据显示，2020 年全球新发癌症病例 1 929 万例，其中男性 1 006 万例，女性 923 万例；2020 年全球癌症死亡病例 996 万例，其中男性 553 万例，女性 443 万例。中国新发癌症 457 万人，占全球的 23.7%；癌症死亡 300 万人，占全球的 30%。由于中国人口基数较大，癌症死亡人数的绝对数量位居全球第一，而且数据显示我国近十多年来癌症发病率呈现持续上升趋势，平均每年上升约 3.9%，癌症死亡率平均每年上升约 2.5%，癌症防控形势依然十分严峻。

癌症的病因非常复杂，不是几句话就能解释清楚的，总而言之是环境和基因长时间互相作用导致控制人体细胞功能的基因发生了变化而引起的，特别是那些控制细胞生长和分裂的基因。就像是唯物辩证法中描述的一样，事物的发展是内因和外因共同作用的结果，外因必须通过内因起作用，内因和外因相互依赖、相互联系。

也就是说，正常细胞发展为肿瘤细胞是内部因素与外部因素相互作用的结果，其中内部因素（尤其是遗传因素）的作用可能更大。常见的外部因素包括物理致癌物（如紫外线和电离辐射）、化学致癌物（如石棉、烟草烟雾成分、黄曲霉毒素和砷）、生物致癌物（某些病毒、细菌或寄生虫感染）。

在临床工作中，我经常碰见患者就诊的时候发牢骚说，"我从不吸烟，也不喝酒，生活特别规律，没有不良生活习惯，怎么就让我得了癌症呢？"其实，外界环境只是致癌因素之一，不同的致癌因素在不同的个体身上发挥的作用是不一样的。就像学生的学习成绩和很多因素有关一样，癌症的发生也和很多内部因素有关，如年龄、遗传、内分泌、免疫以及情绪。

环境和癌症的关系，起源于英国医生发现烟囱清扫工人中阴囊癌的发病率较高，因而觉察到癌症的发生与职业环境存在密切关系。但患阴囊癌的患者并非全是烟囱清扫工人，只不过在这些人中阴囊癌的发病率较高而已。

Knudson 在 1971 年提出肿瘤发生的"二次打击"学说（two-hit hypothesis）。他认为，癌症的发生是两次突变的结果，第一次突变发生于生殖细胞，第二次突变发生于出生后的体细胞，后来分子生物学层面的证据证实了这一假说。这就说明癌症的发生不仅是由环境因素决定的，可能基因在其中也起着重要作用。这也从另一个层面上说明为什么有的人每天吸两包烟而没有得癌症，有的人生活规律、健康反而得了癌症。

举个例子，我国前列腺癌疾病负担持续增加，发病率和死亡率呈明显上升趋势。2000—2014 年，全国肿瘤登记地区前列腺癌发病率由 4.6/10 万上升至 21.6/10 万，年平均变化百分比为 11.5%。

前列腺癌的危险因素，一是年龄，40 岁以下发病率较低，40～59 岁发病率开始上升，60 岁以后发病率快速上升；二是具有前列腺癌家族史、乳腺癌家族史、林奇综合征家族史和携带 *BRCA* 基因突变者发生前列腺癌的风险高于普通人群；三是吸烟和肥胖；四是患有前列腺炎和良性前列腺增生；五是过多摄入牛奶或相关乳制品、钙、锌（摄入番茄、绿茶、大豆类食品可能降低前列腺癌的发生风险）。

可以看出，前列腺癌的危险因素涉及年龄、遗传、生活方式、其他疾病等很多方面，其中有很多因素是不可改变的，比如年龄和遗传因素，甚至生活方式也是和出生地、父母习惯等密切相关，终其一生很难改变。

- **早筛不能靠症状**

那么，癌症的预防如何做到有的放矢，更容易实施呢？关键在于提高防癌意识，在保持健康生活方式的基础上做到早期发现、早期治疗。

首先要树立防癌意识。我们都知道，思想决定行为，行为决定命运。一个人只有在思想上充分认识到某件事情的重要性，才能在行动上有所体现。对于癌症来说，必须真正接受癌症可以预防的观念，才能在内心真正树立起防癌的意识，才会在生活中真正用实际行动去防癌。我们多了解一些癌症相关的科学知识，知己知彼，知道癌症是怎么回事儿，知道癌症的常见危险因素、常见表现、常规诊断方法，就能不再害怕癌症，进而科学地预防癌症，才能在癌症未发生之前或者刚刚发生的时候就有效阻止它。

提高防癌意识需要掌握更多的科学知识，提高健康素养。健康素养是指个人获取和理解基本健康信息和服务并运用这些信息和服务作出正确决策，以维护和促进自身健康的能力。提升公众的健康素养，有助于提升公众的癌症风险意识和癌症认知水平，降低致癌危险行为。保持更高的疾病风险意识，减少吸烟、饮酒、不合理膳食、缺少运动等与癌症相关的不健康生活方式与行为。提升公众健康素养有利于提升公众的癌症筛查意识，提高癌症筛查参与率，有助于癌症的早期发现和规范治疗。

其次，要预防癌症，需要保持健康的生活方式。固有的生活方式虽然不容易改变，而改善后的更为健康的生活方式又很难长时间坚持，但这毕竟是我们防控癌症的基础和根本，涉及生活、工作、饮食、运动、心情等多个方面。近期，国家癌症中心在《柳叶刀》子刊上发表了一项研究，从行为、饮食、代谢、环境和感染五个方面分析了 23 种癌症的可控危险因素，结果显示 2014 年中国 20 岁或以上成年人中有 45.2% 的癌症死亡（100 万例）可归因于潜在可改变的危险因素。

这一数据说明，通过改变生活方式和环境危险因素进行癌症的一级预防，将显著减轻我国癌症不断增加的巨大负担。可控危险因素可能和各地区的社会经济、文化、人口因素、环境因素等方面的差异有关。由于人口的增长和老龄化，以及不健康的生活方式（吸烟、感染和不良饮食习惯是造成癌症负担加重的重要推手），这一数字预计在未来几十年内还将大幅增长。健康生活方式结合早诊断、早治疗，可有效提高某些癌症人群的生存情况。

最后，要定期进行精准有效、个体化的防癌体检，做到早期发现、早期治疗。目前我国的癌症早诊率只有 20% 左右，很重要的原因是公众仍然缺乏防癌意识，对于癌症缺乏警惕性，忽视癌症引发的一系列身体改变，一直等到出现明显症状才到医院就诊、治疗。

癌症的发生不是一天两天的事情，大部分癌症的发生发展包括癌前病变、原位癌和浸润癌的过程。一般情况下，从正常细胞发展为肿瘤细胞需要几十年的时间，从肿瘤细胞的出现到成为直径约 1 厘米的肿块大概需要 10 年时间。在这么漫长的时间里，我们有足够的时间去早发现、早诊断、早治疗，最为关键的是我们要保持警惕，平时规范体检，在癌症还没有形成或者刚刚形成的时候就及时给予治疗。

癌症的早诊早治不能依靠症状，一旦出现症状就说明身体已经出现了大问题。人体就像一部汽车，包括发动机、油路、刹车、轮胎等多个系统。我们知道，即使车辆行驶两万公里而未进行保养大概率也不会影响到正常驾驶，即使刹车片稍稍变薄，也不会影响刹车。汽车一旦出现明显问题，可能就需要更换零件了，因为这些问题的出现可能导致车辆无法正常行驶甚至影响驾驶安全。

人体也是如此，各个器官的代偿能力都比较强大，轻微的损伤对于我们而言可能不会有任何感觉。比如肾脏的代偿功能就非常强大，即使切除一侧肾脏，身体仍可处于相对稳定的状态，在很长时间内不会出现症状。但随着疾病的不断进展，当器官功能不能代偿时，疾病就到了晚期。所以说，早期发现癌症，绝对不能靠症状！一旦出现症状，说明疾病已经很严重了，对器官正常功能的影响已经很大，身体已经支撑不住了！

● **不同癌症，不同筛查方法**

"敌军围困万千重，我自岿然不动"，这就是我一再强调体检重要性的原因。不管基因情况如何（未来可能实现基因层面的预防和治疗），在尽量保持健康生活方式、心情舒畅的前提下按时进行精准、有效、个体化的防癌体检，是我们可以把握的有效的防癌手段。

就像孩子学习一样，影响因素非常多，学校、班级、班主任、同学、同桌、家庭氛围等，到底哪一种因素起的作用最大，确实很难说清楚，而且不同孩子对不同影响因素的反应也不一样。目前唯一可以做到的就是通过考试来判断孩子的学习成绩和各项能力，及时给予孩子有针对性地指导。

癌症预防也是这样，癌症的发生和成百上千种因素有关，我们很难说清楚哪一种因素在某个人身上起的作用有多大。只有体检，才能让我们真正了解自己的身体情况，及时发现微小的变化，早诊早治是减少癌症危害的重要方式。

以前列腺癌为例，有危险因素的高危人群更要引起重视。中国前列腺癌筛查的起始年龄为 60 岁。但是如果具备以下情况就属于前列腺癌高危人群，可能要提前进行筛查：年龄 ≥ 45 岁且有前列腺癌家族史；携带 *BRCA2* 基因突变且年龄 ≥ 40 岁。

前列腺癌的筛查方法首选 PSA，PSA 的临界值为 4.0ng/mL。不推荐单独使用 PET/CT、超声或磁共振成像进行前列腺癌筛查，不推荐单独使用直肠指检进行前列腺癌筛查，但其可以在 PSA 初筛阳性时作为辅助检查。

当然，不同的癌症筛查方法各有不同，如肺癌筛查推荐胸部低剂量螺旋 CT，消化道肿瘤筛查推荐胃肠镜，筛查方法的选择需要听从专业医生的建议。

同时大家需要认识到，做检查就可能出现不良反应和负面效应。有人认为，大家都去做癌症筛查存在着筛查过度的问题，筛查 10 万人可能只查出 100 个患者，其余 99 900 个人都是白白陪绑的，而且会衍生出一系列心理问题、经济负担以及医疗损伤问题。像前列腺癌筛查，个体或群体在参与前列腺癌筛查的过程中产生的潜在负面效应主要有筛查假阳性、过度诊断、过度治疗、相关心理影响等。

癌症筛查可以分为机会性筛查和群体性筛查，前者是个体主动或自愿到提供疾病筛查的医疗机构进行相关检查，可以理解为防癌体检；后者则是国家、地区或单位组织的疾病检查。群体性筛查必须要考虑经济效益、检查方法的安全性（没有明显不良反应）以及可操作性（经济、便捷），适合向大规模人群推广。

不同癌症的细胞活性不同，疾病进展时间不同，所以部分癌症适合筛查，部分癌症不适合筛查。目前公认的可以进行筛查的癌症有 4 种，即乳腺癌、宫颈癌、肺癌和结直肠癌，这些都是有证据支持的。

针对卵巢癌、胰腺癌等的筛查，虽然有一些方法，但是目前的检查手段并不能准确地进行早期诊断，或者经过筛查也不能有效降低这些癌症导致的死亡率，所以不推荐进行群体性筛查。

对于机会性筛查，即个体自己去医院或者体检机构进行筛查，具有明显的个体化差异，如经济情况、心理情况、伴随的疾病等。机会性筛查，也就是防癌体检，在结合流行病学调查和风险评估的基础上选择适合的筛查手段往往能提高筛查效率。我认为，癌症筛查因癌而异，因人而异，不要过分把群体性指南应用到个体身上。作为医生，要在遵循指南的大前提下结合每个个体的情况调整筛查手段，在避免过度检查和过度治疗的基础上避免漏诊的发生。

"癌症能预防，关键在于早。健康生活心情好，体检最重要。"以下是十条防癌建议。

1. 癌症可防可控，不要害怕它，部分发达国家已经有了较为成功的癌症防控经验。

2. 预防癌症唯一便捷有效的方法就是定期进行精准有效的体检，早诊早治效果好，早发现是预防癌症的捷径。

3. 早期癌症的症状就是没有症状，不要试图通过症状来早期发现癌症。一旦出现症状，说明疾病已经影响到了身体的正常功能，也就不太早了。

4. 不同的致癌因素在不同个体身上发挥的作用是不一样的，癌症发生的根本原因中基因占很大比重。

5. 一定要树立防癌意识，每个人都是自己健康的第一责任人。

6. 癌症是一种慢性病，发展时间漫长，原因复杂多样，年龄、遗传、免疫、心情等都和癌症有关，很多因素，如年龄，是我们无法改变的。我们很难通过做或者不做某些事来确保不得癌症，还是要定期进行体检。

7. 良好的生活习惯和身心状态（多吃蔬菜水果、多运动、保持健康体重和心情舒畅等）对身体肯定有好处，要尽量坚持。癌症病因复杂，虽然保持良好的生活习惯无法看到立竿见影的效果，但肯定是对健康有益的。同时，不要对自己过于苛刻，偶尔放松一下也是个不错的选择。

8. 得了癌症要规范治疗。放疗、化疗虽然会出现不良反应，但仍是目前治疗癌症的有效方法。新的癌症治疗方法不断出现，但也不要奢望目前的靶向治疗、免疫治疗能对所有癌症都有效，还是要结合自身情况听从医生的建议。

9. 不要相信那些"人家说""他们说"和"网上说"，应该相信医生说，相信科学。大家一定要擦亮眼睛，不要被虚假信息蒙骗，具体的方法可以参考第1条、第2条和第8条建议。

10. 建议结合自身情况配置医疗保险。治疗癌症花费不低，有份保险就等于多了份保障。

第七章 流动信使

检验科的教授是我多年的老朋友。我曾经做过一个关于前列腺癌新型肿瘤标志物——前列腺健康指数（PHI）的课题，在一次会议上，我与她同台交流、讨论，她深厚的学术造诣、谦和优雅的谈吐给我留下了深刻的印象。若干年后，我有幸与她成为同事，因此有了更多的机会进行交流，探索肿瘤实验诊断学进展，尤其是肿瘤标志物这一流动的肿瘤"信使"。

我旁听过她给研究生授课，她告诉学生，血液在心脏和血管内循环流动，它携带着人体内所需的各种营养成分，包括行使生命功能的蛋白质、无机盐、细胞以及核酸等。与此同时，它也携带着大量的信息，如小代谢物、细胞遗传学和细胞动力学参数。更神奇的是，体液中甚至可以发现整个肿瘤细胞，可用于肿瘤的风险评估、诊断、预后判断，以及预测治疗效果、毒性和复发风险。

● 流动信使

早在 1978 年，肿瘤标志物就被发现了，它是指在血液、体液及组织中可检测到的与肿瘤相关的物质，当其含量达到一定水平时，可反映某些肿瘤的发生和发展，包括蛋白质、激素、酶及癌基因产物等。

大部分的肿瘤是可以治愈的，因此早发现是解决肿瘤诊治的关键。目前临床上常用的肿瘤标志物包含肿瘤特异性抗原和肿瘤相关性抗原。肿瘤特异性抗原只表达于肿瘤细胞，而不存在于正常组织细胞。肿瘤相关性抗原非肿瘤细胞所特有，是正常细胞和组织也可表达的抗原物质，但此类抗原在肿瘤细胞中的表达水平远高于正常细胞。

理想的肿瘤标志物需要满足以下七点：一是灵敏度高，能尽可能地从待检人群中筛出早期肿瘤，做到早发现、早诊断；二是特异性高，在非肿瘤患者中呈阴性，能对良性和恶性肿瘤进行区分；三是能对肿瘤进行定位，具有器官特异性，如前列腺特异性抗原（PSA）；四是与病情严重程度、肿瘤大小和分期相关，即肿瘤越大或分期越晚，肿瘤标志物浓度越高；五是可监测肿瘤治疗效果，即治疗有效时肿瘤标志物浓度随之降低；六是可监测肿瘤复发，复发时肿瘤标志物浓度明显升高；七是能预测肿瘤的预后，即肿瘤标志物浓度越高，预后越差。

遗憾的是，目前还没有任何一种生物标志物能够同时满足诊断、预后和预测要求而成为理想的癌症筛查工具。因此，验证新的肿瘤标志物对癌症诊断的有效性是非常有必要且具有挑战性的。

目前，肿瘤标志物的检测结果仅用于参考，疾病的诊断还需要结合相关影像学或病理学检查。肿瘤标志物检测呈阳性不一定就是肿瘤，而仅是一种提示和信号，许多非肿瘤性疾病也会导致肿瘤标志物的异常。肿瘤标志物检测呈阴性也不能 100% 确定安然无恙，在肿瘤较小或者肿瘤组织表面被封闭等情况下会影响肿瘤标志物的检测结果。

一些机构声称某种肿瘤标志物具有高敏感性，但实际上往往具有低特异性，这增加了产生假阳性信号的风险，并可能导致大量人遭受不必要的、昂贵的诊断程序和心理压力。为了避免在癌症诊断中出现假阳性，如由于单一肿瘤标志物表达的人群差异而产生的假阳性，同时评估一组肿瘤标志物通常是重要和必需的，如筛查消化道肿瘤时常规检测组合为 AFP、CEA、CA199、CA242、CA724、CA50，筛查肺癌时常规检测组合为 CEA、NSE、CYFRA211，筛查前列腺癌时常规检测组合为 PSA、FPSA、PAP 等。

除了目前临床上常用的标志物之外，肿瘤标志物还包含各种各样的分子，如 DNA、mRNA、酶、代谢物、转录因子和细胞表面受体。肿瘤标志物领域的研究目标是开发可靠的、经济有效的、强有力的癌症风险指示，早期检测肿瘤、对肿瘤进行分类检测并辅助制订监测策略，这样患者可以接受最适当的治疗，医生可以监测疾病的进展、退行和复发。

● 液体活检

液体活检是指通过采集患者外周血或其他体液样本进而反映肿瘤分子谱特征的检测技术。液体生物标志物的采样是一项非常有趣的技术，具有接受度高、容易重复、方便、无创、成本低等特点。

液体生物标志物包括血液、尿液或其他液体中反映体内肿瘤存在的成分，如循环肿瘤 DNA（circulating tumor DNA，ctDNA）、循环肿瘤细胞（circulating tumor cell，CTC）、外泌体（exosome）。它们是目前比较受关注的液体活检指标，尤其是 ctDNA 和 CTC 的临床价值和检测方法日趋完善，但外泌体尚处于临床转化研究阶段。

由于这些生物标志物在外周循环中含量甚微，且存在肿瘤的异质性，常规检测方法很难实现针对这些指标的高灵敏度和高特异性检测。发现能够满足临床需求的灵敏、特异的液体活检技术非常重要（图 12）。

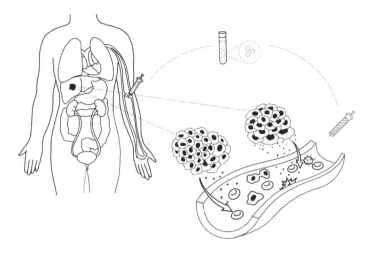

图 12　液体活检

以 ctDNA 为例，它是在人体血液循环中不断流动的携带基因突变、缺失、插入、重排、拷贝数异常及甲基化等来自肿瘤基因组信息的 DNA 片段，它的比例在外周血中通常小于 1%，ctDNA 含有肿瘤细胞特有的体细胞突变，使其能够和外周血中非肿瘤细胞来源的游离 DNA（cfDNA）区分，此特征使 ctDNA 成为肿瘤标志物。

以 PCR 为基础的检测平台和以测序技术为基础的检测平台是目前检测 ctDNA 的常用方法。可检测低至 0.1% 的 ctDNA。以组织活检为参照，ctDNA 检测灵敏度为 43% ~ 75%，特异性接近 100%。Blocker PCR 是通过引入 blocker 序列抑制野生型基因扩增来检测核酸突变位点，如 PNA clamp-PCR，检测下限可低至 0.1%。数字 PCR 技术直接检测目标序列的拷贝数，敏感性可高达 0.0045%，但由于其相关试剂有待完善，临床应用仍受到一定限制。大多数 PCR 方法只能检测已知突变位点，且通量较低，但操作简便，成本相对较低。

此外，以测序技术为基础的检测平台高通量测序（high-throughput sequencing）灵敏度高、特异性强，可进行相对定量的检测。此技术用于检测突变位点的敏感性可达 0.2%。基于该技术的新型 ctDNA 检测技术，如 Safe-Seq、CAPP-Seq 以及 Ampli-Seq 不断涌现，为 ctDNA 检测提供了更广阔的平台。基于高通量测序的改良方法，优点是通量大，可用于未知靶点的检测，可以更有效地发现治疗过程中的基因改变，有利于恶性肿瘤的治疗监测，但价格昂贵、耗时长、结果需要生物信息学专家进行解读等，限制了它的临床应用。

CTC 是指存在于外周循环血中的肿瘤细胞，相对于外周血造血细胞更为稀有。关于 CTC 与外泌体，检测方法又有不同。CTC 检测通常分为富集和鉴定两部分，富集是基于细胞大小的滤膜法，操作简便，可保持细胞活性，但可能遗漏部分小体积 CTC；鉴定则是采用细胞免疫化学染色法，利用上皮来源标志物，如细胞角蛋白（cytokeratin，CK）、肿瘤特异性标志物、白细胞标志物 CD45 及 DAPI 染色，对 CTC 进行鉴定，CK+CD45-DAPI+ 细胞被鉴定为 CTC。此方法无法排除外周血中上皮细胞的污染，造血细胞中也会偶然出现上皮标志物的异常表达，不能避免假阳性结果的出现。

目前，结合富集和鉴定技术检测 CTC 的商品化方法已用于转化研究和临床，但每种方法都有一定的局限性，其实验室性能和临床效能尚需要更多的临床数据进行验证评估。

外泌体是一种包含核酸和蛋白质等物质的脂质双分子层结构囊泡，

由细胞内的多囊泡体与细胞质膜融合后主动分泌到细胞外，存在于多种体液样本中，携带肿瘤信息 DNA、RNA、蛋白质、脂质、低聚糖和代谢物等（图 13）。

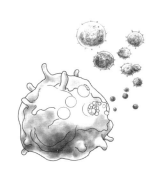

图 13　外泌体

对于外泌体，它的富集方法主要有离心法、过滤法、聚合沉淀法和免疫亲和法等。离心法是目前提取外泌体最常用的方法，此方法所富集的外泌体浓度高，但所需样本量大、耗时长、回收率低（5% ～ 25%），且由于外泌体体积与其他囊泡有重合，离心法并不能很好地区分亚类型的囊泡。过滤法所需样本量少、耗时短，但所得纯度中等，且剪切力的存在可能导致膜融合，破坏囊泡的完整性。聚合沉淀法有商品化的试剂盒，操作简单，但价格贵、污染多、颗粒形态差。免疫亲和法是利用包被单克隆抗体的磁珠结合外泌体，可保证外泌体形态完整，特异性高，但未能明确所有表面标记。针对外泌体的后续鉴定，分子学检测方法主要有 Western Blot、ELISA、质谱法以及透射电子显微镜等。另外，已经有研究采用除血液外的其他体液作为液体活检的标本来源。

2016 年 10 月，第一个基于外泌体的检测技术——EPI，开始用于前列腺癌的治疗。EPI 测试是一种基于尿液外泌体的非侵入性风险评级测试，可对 PSA 水平处于"灰色地带"（2~10ng/mL）的 50 岁以上男性进行风险管理，旨在减少不必要的前列腺活检。

该测试通过检查与高级别前列腺癌相关的 3 种 RNA 标记（ERG、PCA3 和 SPDEF）的基因表达水平，采用专有算法进行评分（0~100分），该测试在 15.6 的 cutoff 值进行验证以排除高级别前列腺癌，从而避免了 27% 的具有侵入性的组织活检。在这一 cutoff 值的测试性能已在两个前瞻性多中心试验中得到验证。最近的一项前瞻性效用研究进一步发现，在真实世界中，使用 EPI 测试发现高级别前列腺癌比使用当前最佳治疗标准的随机对照组多 30%。

这进一步强调了外泌体衍生的 RNA 生物标志物在早期癌症检测中的应用。到目前为止，这种基于外泌体的检测已经被超过 5 万名患者使用，并被纳入了国家综合癌症网络的早期前列腺癌检测指南。

● **走向临床**

液体活检可以用于指导肿瘤患者的临床用药，即前文提到的基因检测，如 *EGFR* 突变主要是以 L858R（EGFR 蛋白第 858 位氨基酸由 L 突变为 R）和 19-del（19 号外显子缺失）为主。如果检测到上述两种突变，患者可选择第一代 EGFR 靶向药，如吉非替尼和厄洛替尼。

同时，液体活检可以实时监测患者是否出现耐药。例如，肺癌患者在应用 EGFR 靶向药之后发生 *T790M* 耐药突变。*T790M* 突变最初在肺癌复发患者的肿瘤组织活检中被发现，后期通过检测血浆 ctDNA 证实可通过液体活检对耐药克隆的出现进行监测。液体活检对耐药的预测要远远早于影像学证据，从而可以使临床治疗方案尽快得以调整。再如，结直肠癌患者 *KRAS* 基因 12 密码子及 13 密码子的突变情况对靶向药的选择非常关键，在治疗之前先检测 *KRAS* 基因 12 密码子的突变情况，一旦存在突变，则使用西妥昔单抗的获益率将会降低。

液体活检也可用于疗效监测与预后判断。目前，用来评价肿瘤负荷的手段主要依赖于影像学检查，另外 PSA、CEA 等蛋白类肿瘤标志物已成功应用于临床监测疗效。相对于蛋白类标志物数周的半衰期来说，ctDNA 的半衰期较短（< 2 小时），使其有望成为理想的评价指标。一项针对晚期乳腺癌的研究发现，ctDNA 的检测阳性率为 97%，远高于 CA15-3 78% 的检测阳性率。

目前，用于判断是否能够临床治愈以及根治性手术后是否需要进一步采用化疗等治疗手段的方法主要依赖于 TNM 分期系统，近期研究发现，通过检测 ctDNA 可以对是否复发和预后判断提供重要依据。例如，一项针对结肠癌患者根治性手术的研究发现，术后能够检测到 ctDNA 的患者在 2～5 年内会复发，而术后检测不到 ctDNA 的患者没有复发的情况出现。

CTC 计数也被认为是评价药物疗效的指标，若在治疗过程中 CTC 数量升高，往往预示肿瘤耐药性的出现。

一个更热门的研究方向是肿瘤早期筛查。肿瘤早期诊断意味着早期干预与更好的预后，液体活检技术为肿瘤的早期筛查提供了可能。

研究发现，ctDNA 在肿瘤患者中含量明显升高，Diehn 将 CAPP-Seq 应用于非小细胞肺癌的 ctDNA 检测，对 I 期非小细胞肺癌（NSCLC）患者的诊断敏感性为 50%，II～IV期可达 100%，而且诊断特异性均在 96% 以上，提示 ctDNA 可作为转移性肿瘤的早期筛查指标。Church 等通过检测 cfDNA 中 SEPT9 甲基化水平对结直肠癌患者进行早期筛查，特异性可达 91.5%。研究人员在胰腺癌患者血液中检出 Glypican-1 蛋白阳性外泌体，对于早期诊断胰腺癌有极高的特异性和敏感性。这些研究表明，通过液体活检技术有望实现肿瘤的早期筛查。

随着检测技术的迅猛发展，液体活检技术已逐步进入临床医疗实践。美国 FDA 在 2004 年、2007 年和 2008 年分别批准了 Cell Search 系统检测 CTC 用于转移性乳腺癌、结直肠癌与前列腺癌的预后、无进展生存时间以及总生存时间预测的临床应用。

我国国家药品监督管理局也在 2012 年批准 Cell Search 系统用于转移性乳腺癌的预后评估。但该技术存在灵敏度不高、受捕获 CTC 抗体类型的限制导致漏检率高等缺点，使其在临床未能得到广泛应用。

循环肿瘤 DNA 领域，首先进入临床应用的是用于检测肺癌 *EGFR* 突变的试剂盒，该试剂盒于 2015 年在欧洲上市，2016 年类似产品在美国上市，目前我国也有类似产品进入临床应用。另外，美国 FDA 于 2016 年 4 月批准了以检测血液中 *Septin9* 基因甲基化为基础的用于早期筛查大肠癌的 Epi proColon 技术。

● 局限性待突破

虽然液体活检技术已逐步进入临床，但整体仍然受到灵敏度不高、缺乏标准化操作规范等因素的制约，极大减慢了其进入临床应用的步伐，因此尚需要在以下几个方面加大基础及临床研究，从而促进其临床应用。

一方面，CTC 和 ctDNA 检测方法的灵敏度及可靠性尚需要进一步提高。外周血中 CTC 数量极少，并且呈现高度异质性，因此 CTC 检测技术还面临着较多挑战。循环肿瘤 DNA 是检测肿瘤驱动基因的重要靶标，成功应用于临床的肺癌患者外周血 *EGFR* 突变基因检测尽管具有高特异性，但是其敏感度为 50%～70%，成为 ctDNA 检测临床应用的瓶颈。因此灵敏、高效的检测技术是液体活检进入临床的重要前提。

数字 PCR 技术和高通量测序技术结合应用于液体活检领域可以充分发挥各自检测技术的优点、避免缺点，数字 PCR 技术灵敏度高，临床应用简便易行，可动态监测突变位点，但需要提前了解肿瘤基因的突变信息。高通量测序技术可发现新的突变，但费用较高、检测时间略长，因此基于这两种检测技术各自的优缺点，在肿瘤患者动态监测过程中间隔使用有可能成为深入挖掘液体活检潜力的有效手段。

另一方面，液体活检的临床应用缺乏标准化的技术规范，包括检测前、检测中及检测后的每一个环节。从标准化的样本采集、保存及运送条件，到检测及结果解读等全过程缺乏规范化操作流程。我国在这一领域已逐渐走在国际前列，我国第一个《非小细胞肺癌血液 *EGFR* 基因突变检测中国专家共识》于 2015 年发表，旨在规范中国肺癌 *EGFR* 血液检测，推动在全国范围内的广泛应用，有力地促进了我国肺癌精准医疗的进程，但是其他恶性肿瘤液体活检的技术规范尚需要进一步达成广泛共识。

基础医学研究的发展可为液体活检的进一步广泛开展提供源源不竭的动力，例如，采用液体活检检测肿瘤复发及进展可能面临治疗过程中肿瘤特征性突变丢失的情况，这可能与治疗的选择性压力、肿瘤对环境的适应等有关。因此用于监测肿瘤的特征性基因突变宜选择受治疗影响较小的基因位点。为了达到这一目的，需要对各种肿瘤的基因组及常见突变有较为深入的认识，国际癌症基因组联盟（International Cancer Genome Consortium）以及癌症和肿瘤基因图谱（Cancer Genome Atlas）

计划有望为发现贯穿肿瘤发生发展全过程的特征性突变提供可能。

外泌体中含有 DNA、mRNA、miRNA 以及蛋白类物质，特别是外泌体中含有的 miRNA 及 mRNA，可通过突变、剪接变异体以及基因融合等的检测从不同角度监测肿瘤的进展与转归、预后等的关系，相对于 ctDNA 每个细胞仅有两个拷贝的数量来说，高表达的基因其 mRNA 拷贝数较高，通过外泌体进入外周血及其他体液，其较高的丰度使外泌体有望成为理想的肿瘤标志物。

CTC 是液体活检领域最具发展潜力的方向，这是因为 CTC 与 ctDNA 不同，CTC 是有生命的细胞，因此可以进行相关的肿瘤细胞功能方面的研究及检测。近年来，肿瘤的免疫治疗日益成为抗击肿瘤的有力武器，程序性死亡受体配体 1（Programmed cell death 1 ligand 1，PD-L1）被认为是阻止免疫细胞杀伤肿瘤细胞的重要分子，因此检测 CTC 是否表达 PD-L1 有可能成为是否采用 PD-L1 阻断免疫治疗药物的重要检测靶点。基于这些认识，CTC 检测将为液体活检领域持续深入发展提供重要动力。

目前，CTC 在临床上的应用还局限在通过计量术后或晚期患者外周血中 CTC 数量以预测预后，而 CTC 在早期患者中研究很少，所以 CTC 能否用于实体瘤早期诊断还不明确，需要大规模的临床研究进行进一步确认。临床应用 ctDNA 的检测也面临类似问题，例如，目前看来在 EGFR-TKIs 的治疗过程中 ctDNA 敏感和耐药基因的动态变化规律证据还不充分，需要更多的临床研究数据。因此，大规模的临床研究验证是液体活检进入临床的重要环节，目前尚需要进一步加强该环节的研究力度，为液体活检进入临床扫清障碍。

面对具有如此光明前景的液体活检技术，我们计划在泌尿系统肿瘤方面进行深入合作，并对此充满信心。随着检测技术的发展和检测灵敏度的提高，液体活检将成为肿瘤精准医疗的重要技术手段，其所携带的信息也将得到更深层次的挖掘与应用。

第八章　火眼金睛

对于临床科室来说，影像科是一个非常重要的科室。例如，泌尿外科做前列腺靶向穿刺的时候，能否打准这个靶子，是泌尿外科医生的事，而靶子能不能立起来，就要依赖于影像科的技术了。

在医院里，几乎每位患者都会和影像科打交道。影像科的常见检查项目被称为"拍片子"。我人生第一次"拍片子"是在小学，当时由于咳嗽、发热，父母带我到医院"拍片子"。我被带进一个小黑屋，医生指导我双手叉腰……后面的记忆已经很模糊，只记得一个白色的屏幕在我面前上下左右不断移动。后来医生通过只有黑白两种颜色的片子告诉我父母我并没有患肺炎，当时的我对此感到非常惊讶。

后来我才知道，当年那张"人生第一拍"其实是普通 X 线片。随着影像技术与设备的不断发展、创新，CT、MRI、PET/CT 已经广泛应用于疾病的筛查与诊断。那么这些影像技术是如何在临床科室应用的呢？我的影像科同道向我讲述了影像学发展的简史。

• X 射线的发现与"照骨术"

1895 年 11 月 8 日，在德国维尔茨堡大学实验室里，德国物理学家威·康·伦琴在暗室进行阴极管高压放电试验，突然一道电子光速穿透玻璃装置照亮了荧光幕，为了避免紫外线及可见光的影响，伦琴用黑纸包裹阴极管，于是奇妙的事情发生了，黑纸包裹的阴极管外仍有屏幕在亮。伦琴意识到，产生这种情况的原因是一道不可见光穿透黑纸并投射到了外面。

后来的科学家终于研究出了其中的原理：当具有高能量的电子在阴极管内撞击到金属物质时，它们要么降低速度，释放一些额外的能量，要么把受到撞击的原子所带的电子敲掉，启动电子组合并继续释放能量。这两种情况都会使能量以 X 射线的形式释放出来，形成电离辐射，它的能量高于可见光、低于 γ 射线。伦琴发现，X 射线可以穿透很多物质，而射线的穿透能力与被穿透的物质有关，它可以穿透木材、铝片和肌肉等，但不易穿透铜、铁等金属物质。

据此，伦琴教授为夫人拍摄了一张戴着戒指的掌指骨照片，这是人类历史上第一幅人体器官的 X 线影像。1896 年 1 月 23 日，伦琴在维尔茨堡物理和医学学会上报告了这一重大发现。与会的 Kolliker 教授提议将该射线命名为伦琴射线，但伦琴教授谦逊地称它为 X 射线（简称 X 线）。1901 年伦琴教授因这一发现获得诺贝尔物理学奖，1905 年第一届国际放射学大会采纳并通过 X 射线的命名。

X 线发现后，很快应用于医学界，为疾病诊断提供了客观依据，使医学诊断水平大幅提高。在发现 X 线 4 天后，美国医生用 X 线找到了患者腿上的子弹。当时，中国的医学以中医为主，望闻问切是医生诊断的依据，准确性与医生的经验息息相关。X 线发现后，中国当时的报纸也对其进行了报道，称其为"光学新奇"和"洞穿脏腑的奇光"。李鸿章亲见 X 线片上自己的颅骨及子弹头所在位置，对这一技术感到好奇，并称其为"照骨术"。X线开创了以图像形式无创探测人体内部组织、脏器的先河。

X线在医学领域的应用已经有一百多年的历史，成为医学诊断必不可少的一部分。X线可以在不伤害器官、骨骼的情况下获得器官、骨骼的图像，由于会引起轻微的分裂细胞突变，人们用铅去阻挡X线。当X线与其他物质发生作用时，它会撞击电子，有时候X线会将所有的能量转移到其他物质上并被该物质吸收，而有时它只转移了一部分能量，剩余的能量则分散开来，上述情况的发生取决于X线可能撞击到的电子的数目以及物质结构的致密性。当物质结构越致密、原子数和电子数越多时，越有可能发生碰撞。人体骨骼结构致密且富含钙质，又有较多的电子，所以骨骼更容易吸收X线，而其他较为柔软的物质，通常携带的电子数目较少，X线更容易穿透，如肺、肌肉等组织，因此在屏幕上呈现黑色。

但X线带来的二维影像不能非常准确地反映人体组织。当X线穿过人体时，它会和途中遇到的所有电子发生反应，因此在屏幕上的影像是所有反应的汇总。就像我们将100页纸的内容全部打印在一页纸上一样，想要清楚地看清每一种组织，就需要从身体的不同角度照射X线，并用这些X线图像来构造出人体内部的影像。在临床诊疗过程中，影像科医生需要根据影像的密度差异判断肺结核病灶、骨折位置、骨折类型、肿瘤大小、肿瘤位置等，辅助临床医生进行诊断。

随着计算机技术的发展，出现了计算机X线摄影（CR）技术和数字化X线摄影（DR）技术。CR技术将传统的胶片改为结合影像板，实现X线成像的数字化，突破了传统成像技术的制约，使图像显示更加清晰，同时还能结合计算机针对影像加以处理，多层次观察，并有效减少 X 线的实际放射量，降低对患者身体造成的伤害。

CR 技术在医学诊断过程中已经得到了广泛应用。与 CR 技术相比，DR 技术结合信号采集技术，将模拟信号转化成数字信号存储在计算机上，并加以分析。这种技术的应用能够保证图像更加清晰，且观察范围比较广泛。此外，可以对血管造影图像进行数字化处理，去掉无用的图像，仅针对血管图像加以观察分析。其优势在于图像清晰，能够对患者的血管病症以及实际变化加以检查；为血管疾病的诊治、评估以及度量提供了更加真实的图像。

以泌尿系肿瘤影像为例，主要包括泌尿系 X 线平片、尿路造影及肾动脉造影。泌尿系 X 线平片简称 KUB，可以清晰显示肾脏的轮廓、大小和位置，而输尿管、膀胱、尿道与周围组织缺乏自然对比，难以显示。在 KUB 上，肾肿瘤多可以显示为肾脏体积增大，形态欠规则；肾细胞癌可见肾区细点状钙化；肾囊肿多为弧线状钙化；膀胱肿瘤多见细点状、絮状或线状钙化影。尿路造影主要用于肾盏、肾盂、输尿管及膀胱内腔，包括排泄性尿路造影或静脉肾盂造影（IVP）、逆行肾盂造影。

由于两种检查方法注入对比剂的途径不同，因此所显示的结构也有所差异。静脉肾盂造影静脉注入对比剂 1 分钟，肾区可见正常肾实质显影，密度均匀，但不能分辨皮质和髓质；2 ~ 3 分钟肾盏开始显影，15 ~ 30 分钟显影最浓，是最佳的肾盏显影时间；30 分钟后当肾盏、肾盂显影满意后，去除腹部压迫带，双侧输尿管及膀胱显影。逆行肾盂造影不能显示肾实质，而肾盏、肾盂、输尿管及膀胱显示情况一致。肾肿瘤可以显示为肾盏、肾盂受压变形、移位；当肾实质肿瘤侵犯肾盏、肾盂或肾盂癌，可表现为肾盏、肾盂边缘不规则或正常结构完全消失；肾盂、肾盏、输尿管及膀胱肿瘤突入腔内可表现为病变区内无对比剂充盈。

肾动脉造影是将导管置入腹主动脉或肾动脉内注射对比剂，连续摄片可显示肾动脉、肾实质、肾静脉，分别称肾动脉期、实质期及肾静脉期。肾实质肿块使邻近血管发生移位，恶性肿瘤出现网状和杂乱的肿瘤血管，并有对比剂池状充盈，以及由于动静脉瘘而使静脉提早显影。

• CT 与 MRI

影像学技术的不断发展与创新，推进了电子计算机体层摄影技术（computer tomography，CT）、磁共振成像（magnetic resonance imaging，MRI）在肿瘤诊断中的应用。CT 图像常规是横轴位断层图像，可以清楚显示各个器官组织的结构。CT 与 X 线一样，也是用灰度来反映人体不同组织器官对 X 线的吸收程度。

比如说，肺部含有大量气体，对 X 线吸收较少，在 CT 图像上呈现为黑色，即低密度影；肌肉或内脏对 X 线吸收量中等，在 CT 图像上呈现为中等灰度，即中等密度影；骨骼可以吸收 X 线，CT 图像上呈现为白色，即高密度影。CT 与 X 线相比，具有更高的密度分辨率，对肿块的细节显示更加清晰，密度的高低可以量化到具体的数值，即 CT 值，其单位为亨氏单位（Hounsfield，HU）。定义水的 CT 值为 0HU，人体内密度最高的骨皮质的 CT 值为 +1 000HU，人体内密度最低的气体的密度为 −1 000HU，所以人体内不同组织的 CT 值范围为 −1 000 ~ +1 000HU。一般肾癌在 CT 上表现为软组织密度，CT 值为 20 ~ 70HU。

常规的 CT 平扫多数情况下可以帮助发现肾脏肿块，但少数情况下也会存在漏网之鱼，如肿块的体积过小以致没有引起肾轮廓的改变，且肿块密度与正常肾实质密度非常接近，导致医生不能第一时间发现肿块的存在。此外，肾癌的类型多种多样，而每种类型的肾癌其内部的成分及血供情况都存在差别，仅通过常规平扫无法了解肿块内部的成分及血供情况。此时，医生需要进一步选择增强扫描来帮助诊断。

增强扫描就是经静脉快速注入含碘有机化合物，即对比剂，使血中含碘量维持在一定水平，器官和病灶影像增强，密度对比增加，以利于病灶的检出和诊断。通过增强扫描，使得肿块与肾脏形成密度差，有助于医生发现肿块。不同类型的肾癌经过增强扫描后，其强化程度和形式并不相同。

CT 图像是横轴位断层图像，不利于器官病灶的整体显示。多平面重组（MPR）是在横断面图像的基础上，通过计算机后处理技术重建出冠状面、矢状面及任意斜面的二维图像，能清晰显示肿块与邻近结构的关系，同时可从不同方位测量肿块的大小与密度，全面了解肿瘤的位置、范围、与邻近结构的空间关系。肾动脉 CTA，即 CT 血管造影，可以进一步帮助医生明确肿瘤的供血血管，为手术治疗提供指导。

X 线和 CT 的出现，曾分别带来了医疗诊断史上革命性的前进，而磁共振成像则将医学成像技术推上了新的高峰，成为当今医学诊断最强有力的工具。

自从我国古代发明指南针以来，人类就开始了对磁和磁性的漫长探索。通过科学家的努力，先后发现了三类磁性物质，第一类是铁磁体（如铁、钴、镍），第二类是副磁体，包括结晶体及液体，第三类被称为抗磁体，它的抗磁体性存在于所有物质内部。20 世纪 20～30 年代科学家发现了第四类磁性物质——核磁，这是一种由原子核发射出的磁性。

1946 年美国哈佛大学 Purcel 教授和斯坦福大学 Bloch 教授在实验

中发现"核磁共振现象"，这一发现从此掀开了核磁共振研究的热潮，两位学者获得了 1952 年的诺贝尔物理学奖。此后十余年，核磁共振被主要应用于探索物质的化学结构。磁共振成像是射频场与原子核相互作用产生共振并获取图像的一种成像技术。

20 世纪 70 年代初，美国科学家保罗·劳特布尔（Paul Lauterbur）发现在主磁场内附加一个不均匀的磁场，即引进梯度磁场，可以逐点改变核磁共振电磁波的频率，通过对发射出的电磁波的分析可以确定其信号来源，这使得重建一幅物质内部结构的二维图像成为可能。英国科学家彼得·曼斯菲尔德（Peter Mansfield）进一步发展了有关在稳定磁场中使用附加梯度磁场的理论，推动了其实际应用，他发现了核磁共振信号的数学分析方法，为该理论走向应用奠定了基础，使得多年后磁共振成像成为临床诊断的一种现实可行的方法。曼斯菲尔德还提出了极快速的平面回波扫描（EPI）成像技术，成为 20 世纪 90 年代蓬勃兴起的功能磁共振成像（fMRI）研究的主要手段。两位学者利用磁共振技术实现了不同组织结构成像的革命性成果，在 2003 年获得了诺贝尔生理学或医学奖。

近年来，医学影像技术快速发展，CT 装机数量显著增加，已普及到县级以下医院，普通 X 线的应用范围逐渐缩小，超声成为临床主要检查手段，需求量大增，伴随其小型化进程，有可能成为临床医生的工具，PET 和 SPECT 的临床需求有所增加，但设备仅装备到三级医院。MRI 软组织对比分辨力最高，无创伤、无辐射危害，可进行任意方位、层面的成像，成像参数多、信息量大，一次检查可获得解剖、生理、病理、器官运动、组织灌注及活性、代谢、心理和认识等方面的信息，实现"一站式"检查，故其临床应用范围不断扩大，全球装机量逐年增加。

值得注意的是，各种功能成像技术对于肿瘤的临床诊治均体现出一定作用，但每种技术均有局限性，单一功能成像技术无法完全满足肿瘤临床诊治的需要。多模态 MRI 通过联合应用多种成像技术，实现了大体形态与功能检查间以及多种功能检查间的有机结合，从多个视角观察肿瘤间的差异，提高了不同肿瘤的鉴别诊断准确率及同一肿瘤不同亚型间的鉴别诊断准确率。

- **既要"读片"，也要"读心"**

随着影像技术的不断发展，对影像科医生的要求也越来越高。一位影像科同道回忆，上级医生在审核他完成的一份肿瘤增强 CT 报告时，告诉他诊断结果虽然正确，但临床医生应该不仅想看到诊断结果，影像诊断报告还需要为临床医生提供更多的细节信息，如肿瘤的位置、大小、形态、强化程度和模式、有无血管畸形、有无血管侵犯、有无包膜、有无淋巴及远处转移等。"作为影像科医生，要练就一双火眼金睛，要看到临床医生可能看不到的细节，最好给予明确分析。"

另一位影像科同道也有同样的感受，她告诉我，黑白影像是静止无声的，但患者是活生生的人。医生要靠科学、靠技术，要从影像当中找证据，证据不足就不能妄下结论，不能下模棱两可的诊断，不然就会误导临床医生、误导患者。她告诉我，想要不断提升影像科医生的诊断水平，一是要苦练，二是要有责任心，三是要与多学科团队协作，只有这样才能保证诊疗质量。"在我工作的十几年当中，读片时一定亲自问病史，再结合临床症状、检验报告单，综合佐证自己的读片诊断。"

她回忆，曾经有位以血尿为首发症状的患者，在其他医院诊断为左肾盂肾癌，已经拟行左肾和输尿管及部分膀胱切除术。"当时患者的家人都崩溃了，后来找到我会诊，我认真看过患者的 CT 片后，考虑有血肿的可能，建议做个 MRI，在没有百分百确诊的情况下不能草率进行手术。后来我又认真对比了患者前后拍摄的 MRI，明显是血肿，而且缩小了很多，建议患者 3 个月后复查，患者及家属特别感动。"这次经历让她更加确信练就一双"火眼金睛"的重要性。

进入 21 世纪以来，在信息技术与人工智能的赋能下，影像技术获得了快速发展：从平面到立体多维成像、从反映解剖结构的形态学图像转为反映脏器功能的功能性成像，各种新型成像技术时刻考验着影像科医生与时俱进的学习能力。

例如，多模式图像的融合可以将不同时间、不同来源的图像放在一个坐标系中配准，方便临床诊断及治疗计划的制订；图像归档与通信系统（picture archiving and communications system，PACS）的诞生满足了海量医学图像的采集、存储与传输需求；分子影像学将活体状态下分子水平的变化通过医学影像手段显示出来，从而方便医生对其进行定性和定量分析，主要用于诊断早期疾病、区分肿瘤性质及时期，尤其是在判断肿瘤是否转移方面有着独特的优势，它是医学影像技术获得的革命性成果，在很大程度上影响着未来医学模式的转变。

此外，融合了影像学、医学图像处理以及其他技术手段的计算机辅助诊断（CAD），常被业内人士比喻为医生的"第三只眼"。CAD 作为现代医学的辅助设备，可以借助自身的分析计算能力帮助医生发现病灶，从而确保医生的诊断正确。

听了影像科同道的讲述，他们的专业、敬业都让我动容。医学影像技术是一门大学科，也是一门交叉学科。医学影像技术软硬件不断完善，设备逐渐向小型化、高分辨力、超快速方向前进，影像科医生需要时刻学习，不断提升自己的技术水平，只有这样才能为患者出具最准确、最专业的报告。

第九章 病理简史

　　医学上有一句话叫做"病理诊断是疾病诊断的'金标准'"。我的同事就是一名病理学专家，专门做泌尿病理，因此和我所在科室接触最多。在多学科诊疗（MDT）时，我们常常聚在一起讨论。

　　聊起病理，她能兴致勃勃地讲上一天。她和我讲，1992年她进入临床医学系学习，读书时特别喜欢学习内科，一整天沉浸在发病机制、鉴别诊断和治疗方法的学习和研究里，是她最快乐的事。理所当然，她以为自己会成为一名优秀的内科医生。那时她对病理学并没有什么特别的感受，只知道病理学是一门寂寞的学科，常常对着一张张切片，在脑海里不停地依据医学理论进行思辨，游走于良性和恶性之间，很像左右手互搏。

　　大学毕业后，她攻读了病理学与病理生理学博士学位。五年苦读之后，终成一名病理医生，走进了一个和玻璃切片对话的方寸世界。

　　"经年累月地读片、复习病史，经年累月地和自己对话。我对这个学科的来历产生了浓厚兴趣。这个学科是如何产生的？它的发展动力是什么？应该如何理解病理学的发展对病理实践的影响？"追根溯源，她和我讲起了病理学简史。

● 古老典籍中的中国病理学

病理学本身是一门临床学科，和普通人想象的不同，中西方病理学的发展路径近乎一致。

中国的传统医学——中医，主要基于经验，而非实验，通过望、闻、问、切达到给患者诊治的目的。病理学的发展基于观察或者视觉检查身体的外部部位，前者成为了解剖病理学的基础。病理学的发展与解剖学、心理学、外科学以及内科学紧密相连。从它的发展过程中可以看到整个医学的发展。

最早的中医病理学起源于尸体解剖，早在公元 1 世纪，中医大夫就对一例已经去世的患者进行了解剖，切开皮肤、肌肉，分离血管，结扎腱鞘。文献显示当时的医者对于人体解剖结构已经有了一定的了解。中国古代重要典籍《黄帝内经》中就记载了心、肺、肝、胆囊、脾、胃、大小肠、膀胱这些器官以及它们的功能。之后在《难经》中更多不同器官被详细描述。

西汉时期，医圣张仲景著有《伤寒杂病论》，其中有关于外科感染和复杂病例的描述。书中描述了广泛的病理改变，同时也描述了人体体液平衡，它是保持身体健康的基础。《伤寒杂病论》中描述的体液摄入和输出的平衡与现代医学的稳态理论很相似。西汉末年，王莽命令皇家御医和有经验的屠夫对死刑犯进行解剖，以获得解剖和病理知识，这些知识为中医学的发展作出了贡献。东汉的葛洪在《肘后备急方》中描述了多种疾病及其病理改变，包括天花、结核和狂犬病、甲状腺肿瘤等。在东晋，刘涓子对于不同类型的脓肿、炎症及其结局进行了详细描述。

隋唐时代，巢元方著有《诸病源候论》，对于伤口感染、寄生虫病、内分泌疾病以及其他感染性疾病进行了描述。书中描述未煮熟的猪肉可以引起寄生虫病，与现代医学猪肉绦虫的感染情况非常接近。五代十国时期的《内经图》是中国第一部解剖学书籍，与现代医学有很好的一致性，是中医解剖领域的一大贡献。在北宋，欧希范《五脏图》和《存真图》的出版造就了中医解剖病理学的巅峰，这些内容都基于对尸体的解剖，书中对尸体进行切开、测量和绘图，并制有咽喉至大肠的部分解剖图，书中发现右肾的位置较左肾为低，和现代医学的认知相符。之后，因受"身体发肤受之父母"观念的影响，中医的解剖病理学逐渐衰落。

明末，海上航行开始发展，传教士不仅带来了宗教教义，还有西方医学的知识和理念，我国的病理学又一次迎来了发展的春天。中国第一例由神父进行的尸检完成于1619年，此例尸检发现重度吸烟的人肺组织呈干燥海绵样，可见无数小泡。之后的《人身说概》（人体解剖学简介）和《人身图说》（人体解剖学图谱）则成为最早的中文类西医解剖病理学专著。

显微镜的出现引领病理学由此前的解剖病理学逐渐进入现代病理学阶段。1866年，博济医学堂成立，该校不仅教授解剖、生理、病理、微生物、药理以及外科等课程，同时开设了具有西方风格的尸检课程。值得一提的是，毕业于英国爱丁堡大学医学院的黄宽博士，在获得医学博士学位后对病理学产生了浓厚兴趣，成为第一位学习西医并将西医引入中国的医学博士。另一位值得我们铭记的人物是丁福保，他的主要成就是翻译了大量的西医著作。在24年间，他总计翻译了68部著作，出版了"丁氏医学丛书"，在《病理医学谈》和《病理学讲义》中对病理学知识进行了系统介绍，这两本书被视为病理学在中国的开端，病理学就此成为一门独立的学科。

中国现代公共卫生学家伍连德因在肺鼠疫防控中的卓越贡献被国人铭记。伍连德1903年毕业于剑桥大学，获博士学位，在利物浦医学院等地研究过热带病。1915年，他成立了中华医学会及《中华医学杂志》，并被选为中华医学会第一任会长。在1915年《中华医学杂志》的首刊上，伍连德发表了题为《人体结构的错误想法》的文章。他认为中国书籍中的画图和描述几乎是不准确的，现代医生依赖这些错误知识进行治疗，可能会对患者造成伤害。在他的努力和带领下，病理学在中国以一种更为扎实的状态发展起来。伍连德和他的助手对当时在中国东北死亡的肺鼠疫感染患者尸体进行解剖并在显微镜下进行观察。他们在死者的器官和血液里发现了鼠疫耶尔森杆菌，并从患者的血液中成功培养了这一细菌。在1911年4月，伍连德当选为国际瘟疫委员会主席，他首次提出了"肺鼠疫"的概念，并确定了病原体、动物宿主以及传播途径。1935年，他成为诺贝尔生理学或医学奖候选人，这是当代中国病理学发展的高峰之一。此后，病理学渐渐进入西医院校的教育体系，成为医学生的必修课。当时，在政府、公众以及教育部门均认可的医学院校是允许医生开展尸检的，这进一步推动了病理学的发展。

1921年，北京协和医学院成立了病理学系，教学、研究和诊断是该系的三大基础。随后，许多医学院校相继成立了病理学系，病理学系成为独立的学系，病理学研究逐渐兴起。从最初对流行性、传染性疾病的研究，如肝炎、肺结核，到后来对寄生虫病以及尸检的详细讨论、引入大量西方器官病理学和细胞病理学著作，再到病理学论文在中国医学类杂志上发表，中国的病理学蓬勃发展，覆盖病理学的方方面面。

究其原因，当时的中国病理学家均接受过良好教育，在当时世界上一流大学学习医学知识，又在中国著名大学任教，真正做到了融汇中西。中国当时的社会状况，有着不同于西方的疾病谱特点，这也给当时的病理学家以广阔的学以致用的舞台，他们在国内外病理学舞台上大放异彩，胡正祥、侯宝章、梁宝强、杨剑……他们是中国病理学家的杰出代表。他们的辛勤工作，让世界听到了中国病理人的声音。

中国人民共和国成立后，病理学的发展进入新时代，许多医学院校将病理学系设为重要学系，病理学因此获得了长足发展。病理学家们系统翻译了西方病理学教科书，着眼于研究常见病和地方病，包括感染性疾病；此外，矿物质缺乏引起的克山病、地方性甲状腺肿、动脉粥样硬化和肿瘤也成为研究的重点。

改革开放后，病理学在中国得到快速发展。许多医学院校的毕业生选择出国深造，进一步推动了中西方学术交流。随着免疫组织化学、单克隆抗体、原位杂交、PCR 反应、激光引导的微切割、胶体金免疫电子显微镜、共聚焦显微镜、远程病理会诊及图像分析等技术的引入，中国的病理学从传统的组织病理学进入了分子病理学时代。相信在不久的将来，分子病理学将成为精准治疗的核心及基石。

● **在西方，显微镜改变了人类的"视野"**

西方的病理学发展史与中国非常相似，都是源自人们对于病因的好奇，满足好奇心的第一手资料均来源于解剖学。

出生于公元前 460 年的希波克拉底（Hippocrates）被视为西方医学

奠基人之一，他提出了疾病本质的体液理论，对古希腊和古罗马的医学产生了巨大影响。希波克拉底描述了许多疾病，与现代医学中的肿瘤、痔疮、疟疾和结核的病理学特征非常接近。在当时，虽然动物解剖已经开始，但是人体解剖并没有成为医学实践的一部分。西方的人体解剖与中国不同，不光解剖尸体，还利用犯人进行活体解剖。在体液理论衰退之后，尸检也逐渐消失。

西医病理学发展之初，不如中医病理学发展迅速，但是尸体解剖对于二者的发展均起到重要作用。

公元 129 年出生的罗马医生盖伦（Galen）是一位极其重要的人物，他通过活体解剖明确了一系列重要脏器的功能，如神经系统以及泌尿系统等，并对如肿瘤的"蟹足样"生长、炎症的五种征象等也有描述。

到了中世纪，宫颈癌、痔疮、湿疣、直肠的瘘管和溃疡、食管癌和胃癌逐渐进入了西方病理学者的研究视野，解剖和病理解剖成为医学教育的重要组成部分。但当时病理学还未发展成为一门独立的学科。

15 世纪末，病理成为一门独立的学科。通过尸检，人们对于病理结构有了更多的认知，异常信息稳步积累，从而推动了病理学专著的出版。在这里，从急性阑尾炎到梅毒性动脉瘤，解剖学家对病理学的发展起到了很大的推动作用，但是这些学者对于之前盖伦的观念仍然全盘接受，说明改变传统是非常困难的，挑战权威需要极大的勇气和智慧。

在 1628 年，威廉·哈维（William Harvey）提出了血液循环理论，对体液理论产生了重大打击，并最终导致它的消亡。此时的病理学，依然是依靠尸检来认识疾病。随后，尸检的作用越来越重要，出现了大量的解剖病理学专著。这些专著的特点是将患者的症状和尸检的病理学发现相联系，提出疾病存在的解剖学基础——相应器官和组织的病变。在显微镜发明之前，人们可以通过肉眼和技术结合的方法认识不同的组织。

显微镜的出现以及后来其光学性能的提升、成本的下降，使得它在病理学中的应用呈指数级增长，极大推动了病理学的发展。

到了19世纪，鲁道夫·魏尔肖（Rudolf L.K. Virchow）将学生训练成为对基础医学有着浓厚兴趣的病理医生，从而分出了实验病理学这一分支。魏尔肖系统阐述了细胞病理学理论，强调"细胞皆源于细胞"，所有的疾病都是细胞的疾病，与当时占统治地位的体液病理学决裂，极大地推动了病理学的发展，对疾病的诊断治疗具有不可估量的影响，开创了"新病理学"先河。

显微镜改变了人类了解疾病的"视野"，从器官到细胞，它使得组织病理学实践成为可能，随着新产生的各项研究技术，现代病理学实践成为可能（图14）。例如，制片第一步是将新鲜组织切成组织块，后来发展成为组织固定、包埋、切片、染色等一系列操作流程，极大地改善了显微镜下所

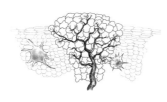

图14　病理视野

见。制片各环节的进步，使得人类对疾病的描述从大体所见特征到显微镜下所见特征。

魏尔肖之后，还有许多杰出的病理学家，他们有的着眼于不同的病理状态，如血栓、栓塞、梗死、变性、血色沉着病、子宫腺肌症；有的将细胞学和感染性疾病联系起来，如心内膜炎的感染性本质的发现，提出了病因先于病理解剖发展的观点；有的对于变性和坏死的机制提出了新的理解。

进入 20 世纪，病理学的研究步伐进一步加快，新发现接踵而至，如 RS 细胞的发现、网状内皮系统概念的提出、心脏的病理学改变、动脉粥样硬化中胆固醇的作用、胶原病的概念以及现代血型分型等。同时，制片流程各阶段的技术不断改进、新技术层出不穷、病理学亚专业化，都让病理学实践进入了全新时代。

● 拥抱新观念

在病理学认识发展上，不可避免地会遇到观念的更新。这种更新让病理医生对诊断病理学实践有一种如履薄冰的感觉：今日认为是一种结构，明日是另外一种结构；今日看是一种疾病，若干年之后会成为另一种疾病，甚至会有良恶性方面的颠覆性改变。肿瘤类型的增加或减少，同一疾病命名的变化更为常见。这些变化都使得病理医生必须终身处于学习状态。

以泌尿系肿瘤为例，可以很透彻地理解这种变化。最初，人们认为前列腺是由两个腺体组成的，用于收集及贮存精液。随着解剖学认知的推进，前列腺被认为是单个腺体，但是不同的部位易发生的疾病是不一样的。前列腺分成中央区、移行区和外周区。前列腺尿道周围的腺体，即中央区的腺体易于发生前列腺增生，而外周区更易发生前列腺癌。前列腺增生一直是文献和书籍描述的重点，而关于前列腺癌的描述则非常少。1953 年，Robert S. Totten 提出了前列腺癌的鉴别诊断要点——基底细胞缺失，核仁突出，这可与萎缩性或其他非肿瘤性腺体进行鉴别。免疫组化染色技术的出现，为基底细胞缺失提供了客观依据。早年诊断为前列腺癌的患者可能是前列腺增生，免疫组化染色技术的出现修正了医生之前的部分诊断。

　　肿瘤类型的增减是一种常见现象。仍以前列腺为例，1930 年，前列腺癌转变为腺泡腺癌。1967 年，导管腺癌被报道，它是一例发生在前列腺，但形态类似于女性子宫内膜癌的腺癌。到了 1971 年，随着另外 5 例导管腺癌的报道，导管腺癌被认为是起源于导管系统的前列腺癌的变异型。1971 年的另一个发现是前列腺癌的神经内分泌分化，肿瘤内的嗜银细胞被发现，而随后的研究发现前列腺癌的神经内分泌分化并非少见现象。新近发现的是尿路上皮癌亚型，类似于膀胱的尿路上皮，目前被认为是来自前列腺导管的尿路上皮。

　　在肿瘤类型增减以及命名变化方面最为著名的例子是肾细胞癌，可以说极具戏剧性。最早的肾细胞癌被认为来源于肾上腺皮质细胞巢，命名为"Grawitz 肿瘤"或"肾上腺样瘤"。直到 1960 年，肿瘤细胞表面的刷状缘被发现并被证实来自肾小管的被覆上皮。在 20 世纪前半段，肾细胞癌有了基于 HE 染色的不同形态学分类，如最早将肾细胞性肿瘤分成 3 类腺瘤（乳头状、腺泡状及管状）、8 种腺癌（4 种乳头状、3 种腺泡状和 1 种管状），以及 3 种肾上腺样瘤（腺瘤、癌、腺泡肉瘤 / 肉瘤）。随后依据胞浆的形态学特征，引入了透明细胞癌和颗粒细胞癌的概念，同时认为肾脏确实存在真性肾上腺样瘤的亚型。之后，肾细胞癌的分类又变成两大类，即透明细胞癌和颗粒细胞癌。

有一段时间，有观点认为肾脏不存在腺瘤，之前诊断的腺瘤应为小的腺癌。随后发现伴有嗜酸性特征的肾近曲小管腺瘤，虽然很大，但无一例呈恶性，从而证实了肾脏的确存在良性腺瘤。随着医生对肿瘤结构认识的进一步深入，乳头状肾细胞癌出现在大众的视野中。之后，一种以无数的胞浆空泡和胶体铁阳性为特征的肾细胞癌被大家所认识。由于在 HE 染色中肿瘤细胞呈苍白的絮状外观，故此类肿瘤被命名为嫌色细胞癌。Bellini 集合管来源的肾细胞癌的发现成就了集合管癌。1986年，肾脏新的分类系统出现了，称为 Mainz 分类。该分类将肾上皮性肿瘤分成透明细胞癌、嗜色细胞癌和嫌色细胞癌、嗜酸性腺瘤、Bellini管癌。分子改变也渐渐进入人们的视野，3p 的缺失、7 号和 17 号染色体单体以及多条染色体整条缺失均成为不同类型肾细胞癌的特征性改变。

1997 年，肾细胞癌的分类又出现了颠覆性变化，肉瘤样改变可见于任意一种类型的肾细胞癌，因此不再作为独立的病理类型。颗粒状胞浆可见于不同的肾细胞癌类型，因此也不再作为独立的病理类型。肾细胞癌未分类，包括不属于任何已知类型的肾细胞癌，其临床表现和本质仍需要进一步研究。之后肾细胞癌的分类由简入繁，新增了许多病理亚型，如囊肿相关性肾细胞癌，包括起源于囊肿的肾细胞癌以及囊性肾细胞癌。

到了 2004 年，黏液小管样梭形细胞癌和 Xp11.2 转位相关性肾细胞癌/*TFE3* 基因融合相关性肾细胞癌成为独立的病理类型，而管状囊性癌则到 2009 年才被人们所认可。2006 年，与终末期肾病相关的肿瘤，包

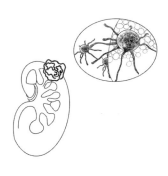

图 15　肾癌病理

括透明细胞乳头状肾细胞癌和获得性囊肿病相关性肾细胞癌被报道，目前认为透明细胞乳头状肾细胞癌是第四位常见的肾细胞癌（图 15）。

综上所述，中西方病理学的发展有着相似的过程。早期的医生信奉的是经验医学，这些理论在历史长河中一直处于领导阶段。基于尸体解剖的发现，科学家不停地在以润物细无声的方式推动着人们对疾病的认识，也形成了病理学的最初阶段——解剖病理学时代。随着显微镜的问世，人们对疾病的认识从器官到组织，再到细胞，病理学从传统的解剖病理学阶段进入了组织病理学阶段。新技术的出现又一次引起了人类观念的变化，从以细胞为基础的疾病，变成以基因为基础的疾病，再至分子和疾病的相互作用。

回顾历史，我的病理科同道感慨，病理学科源于人们对疾病原因的探究，而它的发展取决于人们认识的发展以及技术的进步，从宏观到微观，从组织到分子。未来，分子病理学一定会在疾病诊疗上起到越来越重要的作用，体现出"基础和临床桥梁学科"的价值。病理学知识的更新是一种常态，只要学科在发展，观念就一定会更新。与其害怕改变，不如拥抱改变，泰然处之，教会自己，教会身边人，迎接学科的发展与改变。

第十章 生命计算

　　我的硕士论文研究的是一个老话题，但写出了新意，其中统计老师的指导功不可没。在她的计算下，原本庞杂的数字被梳理成对临床具有指导意义的结果。我和统计老师的交往已近 20 年，还记得 2003 年年初临近硕士毕业的我向她请教，后来我从抗击"非典"的前线回来，继续在她的指导下完成数据统计。现在，我请她来辅导我的学生，为学生讲课。

　　统计老师天天与数字打交道，这些鲜活的数据让我感到非常神奇：生命如何计算？肿瘤患者的生命能有多久？能不能通过广泛联系的计算，最终锁定最适宜的肿瘤治疗方案，实现精准诊断，提高疗效，改善预后？她用一位同学的课题设想向我举例。

- **计算哪些指标**

　　现代医学虽然发展迅速，但对于恶性肿瘤的治疗仍会时常让人摸不着规律。同样的诊疗方案、同样的癌种，在不同的患者身上却呈现出不一样的效果：有的生存时间更长、有的恢复得更快、有的却很快复发、有的甚至出现恶化……肯定有一些因素和这些不同的结果相关，如果能够找到因素与疗效一一对应的关系，甚至通过模型预测出来，那么医生对一些恶性肿瘤的治疗将会有更大把握。

生命的计算式，究竟存不存在？能否通过计算实现精准诊断？为了探寻这个问题，很多医学、生物信息学、计算机科学方面的学者共同开展了研究。碰巧有一位刚刚进入临床准备开始课题研究的同学向我提出了他的课题设想。

这位同学的研究目标集中在了肿瘤的治疗预后方面。他希望通过分析根治术后的患者生存情况来了解根治术后影响患者预后的临床因素。这个想法很合理而且具有临床意义。如果医生知道了哪些因素对根治术后的治疗效果有影响，就可以根据这些因素针对患者的特点给予更明确的区分和定位。特别是对现有干预策略反应欠佳的患者，医生就可以更有针对性地改进治疗策略，及早处置，预防不良结局，推进治疗技术的进步。

这是个不错的研究起点。在研究主题明确的基础上，我们开始讨论研究设计的细节。研究设计包括研究对象、研究因素和效应指标三个重要方面。

研究对象的特征说明了我们将采用什么样的样本群体来完成研究，只有这个样本的特征和要研究的目标群体特征一致，将来得出针对目标群体的结论才是合理的。

举个例子，如果只纳入原位癌患者作为研究对象，发现治疗效果很好，在结论表述时却归纳为这种方法可以有效地治疗某种肿瘤，那就有夸大其词之嫌，毕竟我们仅看到了这种方法对原位癌的治疗效果。

那么应该如何选择研究对象以支撑研究目的呢？往往要通过入选排除标准体现。入选排除标准描绘了所选择样本群体的特征并表明其与目标群体特征的一致性。在研究设计过程中，入选排除标准的定义是重要的方法学要点，需要反复推敲和商讨。我们常会这样表达一个工作目标：希望获得针对什么群体的研究结论，就选择什么样的样本作为研究对象。反过来思考就是：用什么特征的研究对象进行研究，将来的研究结论就针对他们作出。总之，研究对象的选择需要充分体现代表性。

在这个针对根治术治疗效果的分析中，应该考虑的是是否需要对手术时的病情程度作出细分。比如处在不同分期的根治术患者可能具有完全不同的治疗方案和预后特点。在研究设计中，常需要针对特定的临床特点作出是否需要进一步细化研究目标的、针对特定疾病时期患者展开研究的判断。

研究因素是研究中所要考查的因素，在预后相关因素分析中，它是通过前期研究或探索性分析提示可能对治疗预后产生影响的因素。

治疗效应是研究因素在患者身上所造成的影响。在研究设计过程中需要精心选择、审慎考虑效应指标。特别是核心评价指标，需要能够从根本上反映研究因素的效应。选择效应指标，同样是临床研究设计阶段的重要步骤。

在大多数针对肿瘤的预后研究中，挽救生命是反映预后最直接、最关键的指标，所以总生存期（overall survival，OS）通常是最常用的终点指标，能最直接地反映治疗效果和预后情况。当然，随着临床医学的发展、治疗水平的提升、肿瘤治疗预后的改善，患者的生存时间会不断延长，如果再通过生存情况说明疗效，有可能需要极长的周期才能完成研究。这样一来，研究几乎不具有可操作性，而且从促进临床治疗技术发展的角度，过长的研究周期将导致迟迟不能获得研究结论，也会成为前进的阻碍。

所以，从临床效应的评价角度出发，通常会把结局指标区分为临床终点和替代终点。临床终点是对患者感受、功能状态和生存情况进行直接测量的指标；临床终点直接反映临床获益，在临床研究中，在可能的情况下，临床终点一定是优先选择的终点指标。比如在针对肿瘤的研究中，总生存期就是最常用的临床终点指标，也是衡量肿瘤治疗效果及临床预后最有说服力的指标。

在临床终点的测量不具有可行性的时候，就需要寻找其他指标作为临床终点的替代，用来体现临床效应，这样的指标就是替代终点。替代终点可以解决临床研究受到客观条件的限制、不具有可操作性和临床合理性等问题。

替代终点是指在临床终点不能直接获得或在短期内无法评价临床获益的情况下用来反映临床效应的指标。什么样的指标才能成为替代终点指标？

首先，替代终点和临床终点之间需要从生物学角度存在明确的关联；其次，已经具备充分的流行病学证据证明可以利用替代终点来反映临床终点；最后，已经证明，临床干预措施在替代终点上所反映的影响强度与其对临床终点的影响是一致的。

由此可见，替代终点的选择需要有充分的依据，已经经过证实与临床终点之间存在明确关联、对临床终点具有反映能力的指标才可以慎重选择作为替代终点。

什么时候选择应用替代终点？在临床研究中，当临床终点的观测需要较长时间，或者在针对罕见疾病、进展缓慢疾病的观测中，应用替代终点常可以帮我们缩短研究周期、提高研究工作效率，此时应该选择应用替代终点。

举两个例子：在针对高血压患者的治疗中，根本目标在于降低心脑血管事件的发生，但显然这需要通过长期观察才能取得，因此常用干预前后患者血压的下降幅度、血压控制达标率作为替代终点完成研究。我们也会用糖化血红蛋白的下降幅度、血糖控制达标率等指标作为糖尿病患者治疗中并发症预防控制能力的替代终点。再如获得性免疫缺陷综合征（AIDS）的治疗，其根本目标在于挽救生命，随着治疗能力的提升，患者的生存时间不断延长，故而在既往的研究中 CD4 细胞水平、HIV 载量都是研究者曾经采用过的用以体现治疗效果的替代终点。

需要注意的是，一个指标能够成为被认可的替代终点，它本身对临床终点的反映能力一定已经在一定程度上获得了验证。

替代终点的替代"资格"并非一成不变。医学是不断发展的自然科学，医务工作者对人体、疾病以及医学现象的认识永远都在更新。虽然已经有证据表明替代终点与临床终点之间的内在联系，但替代终点毕竟不是临床终点本身。而且，医学家对替代终点能力的认识也在不断深入，曾经被采用的替代终点可能由于新的医学发现和临床证据的诞生而受到挑战。比如，前面提到的用于 AIDS 治疗效果评价的替代终点——CD4 细胞水平，就经历了这样的审视和思考。

就肿瘤治疗而言，临床终点，或者说能够从根本上反映临床结局的指标是总生存期，在临床干预能力不断提高的情况下，很多恶性肿瘤的预后不断改进，患者的总生存期不断延长，在很多特定的研究场景下，以替代终点作为结局指标成为很多研究者的选择。

在肿瘤研究中较常用的替代终点包括无进展生存期（progression free survival，PFS）、无病生存期（depth first search，DFS）等，它们均在一定程度上反映了疾病的发展以及患者对治疗的反应，相较于总生存期能够更快速地获得观测结局和疗效评价。虽然研究中替代终点比临床终点更容易实施，但其证据能力尚无法达到临床终点的高度，故而在研究设计中，临床终点仍然是效应评价的第一选择。对于肿瘤治疗而言，总生存期仍然是评价干预效果和临床预后最直接的指标。

在这位同学的研究里，他就决定将生存情况作为主要的评价指标（表1）。

表 1 肿瘤预后评价中常见的临床终点指标

指标名称	含义
总生存期（overall survival, OS）	从研究或干预开始至因任何原因导致死亡的时间
客观缓解率（objective response rate, ORR）	按照公认的缓解评价标准，肿瘤体积缩小达到预先规定值并能维持最低时限要求的患者比例
疾病控制率（disease control rate, DCR）	按照公认的缓解评价标准，肿瘤体积缩小达到预先规定值或者疾病维持稳定状态并能维持最低时限要求的患者比例
无进展生存期（progression free survival, PFS）	从研究或干预开始到肿瘤发生进展或因任何原因导致死亡（以先发生者为准）的时间
无病生存期（depth first search, DFS）	从研究或干预开始至疾病复发或任何原因导致死亡的时间（以先发生者为准）
无事件生存期（event free survival, EFS）	从研究或干预开始至首次发生以下任何事件的时间：疾病进展而无法进行手术治疗、局部或远处复发、任何原因导致的死亡等

- **如何计算**

研究要素定义清晰后，该考虑如何收集这些指标。这一点对于肿瘤预后的分析尤为重要，此类数据由于属性具有一定特点，也要有与之相适应的分析方法才可以逻辑严谨地完成验证。

在这位同学的课题里，对于死亡结局获取和分析的最初想法是通过回顾性连续纳入过去10年内在某科室接受根治术治疗的所有患者（依据入选排除标准，审核符合要求）。他计划通过回顾病历系统中记载的全部就诊信息了解患者的诊疗经过和病情变化并计划按照住院登记信息逐一进行电话联系，了解患者截至目前的术后生存情况、复发情况、生存质量等。

针对主要评价指标——生存情况，他计划按照就诊记录和电话访问结果将患者分为死亡组和存活组，并以此作为临床结局完成关联因素分析，探讨与预后相关的影响因素。但这个想法在执行中并不合理。

用简单的示意图呈现这位同学的研究过程（图16）。

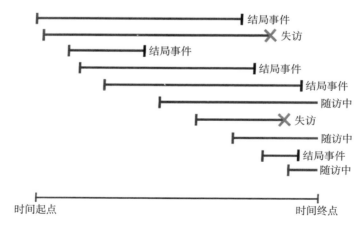

图16　病例特征示意图

如图 16 所示，这位同学打算回顾性纳入过去十年内全部符合标准的病例，从时间特征看，患者是渐次进入研究的，所以留给每个患者的可能随访时间长度并不相同：十年前早期就进入观察的患者，他们拥有接近 10 年的观察时间，自然就会有更多机会了解他们的术后情况和病情演化，当然也会有更多机会观察他们的临床结局。相反，对于后期进入观察的患者，比如几个月前刚刚确诊完成根治术的患者，我们对他们的了解显然要比早期患者少得多，不会看到他们中绝大多数的生存终点出现。所以按照这位同学的设想，以是否观测到生存结局将患者简单划分为两组，再进行组间比较是不合理的（图 17）。

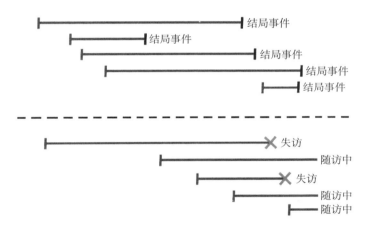

图 17　根据结局随访情况分组示意图

从图 17 可见，由于先期进入研究的患者有更长的时间获得随访并获得观察结局，从而被归入发生了结局事件的组别；大多数较晚进入研究的患者在开展分析时可能会由于随访时间不足而尚未完成对结局的观察，被归入了未观测到结局的组别。还有就是脱离观察的失访患者，也会由于没有观察到结局的发生而被归入未观测到结局的组别，这样的分组方式显然有失公允，以此为基础的数据分析自然也不会有什么公信力。

对于生存结局的分析，不仅要考虑结局是否发生，还要考虑结局发生的时间特征。对于"生存"这样的重点，延长生存时间就是目标。再加上针对治疗干预的预后分析，患者不可能同时进入研究，一定是渐次进入，所以在描述和认识观察结局时有必要在考虑是否观测到了研究结局的同时关注观测时间的长度。

针对此类数据，分析策略需要进行相应的调整。首先，从图17中就可以看出，在进行数据描述时，如果不考虑时间特征，只是把它们视为分类数据，简单描述为"生存率""死亡率"或属性相近的其他指标，这样显然不大合适。无论是数据描述，还是统计推断，必须把时间、结局状态一起考虑才能把状况说清楚。

从随访时间长度的角度看，不同研究对象的结局事件是在不同的时间点上发生的，所以结局事件的发生率是随着随访时间的延长而不断变化的。我们对生存结局比较常用的描述方式之一是时点生存率，比如在针对肿瘤的预后分析中，我们经常会听到一年生存率、三年生存率、五年生存率这样的表达。这样一来，通过对关键时间节点生存特征的描述，就可以对随访病例组整体的生存特征有了概要了解。

各个时间点上的生存率是如何计算的？最常用的统计方法是Kaplan-Meier法。Kaplan-Meier曲线通常是以累积生存率为纵坐标、随访时间为横坐标绘制的。在研究的起点，所有研究病例自然都还没有发生终点事件，所以这时的累积生存率是100%，随着时间的推移和终点事件的逐渐出现，累积生存率逐渐下降（图18）。

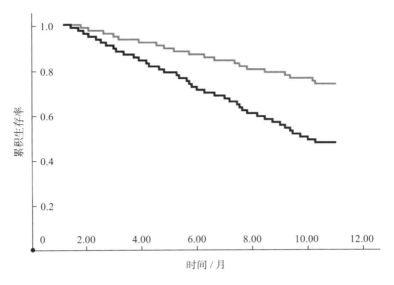

图 18　Kaplan-Meier 曲线

　　在计算中，每个研究病例所提供的信息包括两个方面的内容：一是随访时间长度，可以理解成每个研究病例的线段长度（图 16、图 17）；二是随访结局，大体上可以分为随访到感兴趣的终点事件的情况和未随访到感兴趣的终点事件的情况。

　　在生存分析中，由于各种原因未能随访到感兴趣的终点事件的情况被称为删失。Kaplan-Meier 方法用于各时间点生存率分析的合理之处在于，充分利用了删失数据所提供的信息。对于删失数据，虽然我们不知道这样的病例会在什么时候发生终点事件，但是至少知道在他获得随访的时间长度内并未发生终点事件，所以计算生存率的时候这个信息是可以被利用的。如图 18 所示，在各随访时间点生存率的计算中，对于删失病例，在发生删失之前，该病例将作为未观测到结局时间的病例参与计算，而在删失发生之后，删失病例将不再参与生存率的计算。这样一来，删失病例所能提供的信息就得到了充分利用。在绘制生存曲线时可以把失访病例按照删失时间在图线上用"+"作出标注（图 19）。在有些研究报告中也可以看到不标注它们的情况（图 18）。

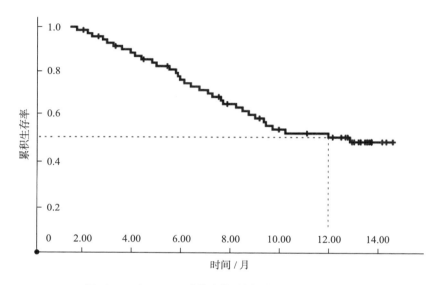

图 19　Kaplan-Meier 曲线中的删失标注以及中位生存时间

　　在数据描述中，除了从图线上可以直接读出一年、三年、五年等各个时间点的时点生存率外，还有一个重要的描述方式——中位生存时间，即累积生存率下降到 50% 时所对应的随访时间长度（图 19）。

　　在阅读文献时，会看到研究者报告的 Kaplan-Meier 曲线下面经常出现数据的陈列报告（图 20），其中最常见的数据是暴露于结局风险的人数（number at risk），也就是在横坐标所对应的时刻上，观察队列中有多少研究对象。

　　为什么要报告这个数字呢？样本量大小对于了解临床情况至关重

要。在基于样本的研究中，在样本选择合理的情况下，样本量越充分，则研究结果说明能力越强，所以报告各时间点队列中的研究病例数量，不仅能够准确描述研究进展过程，也能够说明在各个时刻估算生存率的样本基础。

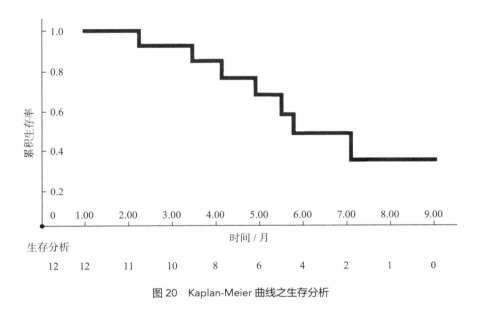

图 20　Kaplan-Meier 曲线之生存分析

　　区间估计也是生存分析中经常报告的重要信息。我们估算的依据来自样本数据，而研究样本仅是目标群体的一个子集，且一定存在抽样误差，故而来自样本的生存率是对真实生存情况的点估计值，并不刚好是要了解的真实目标总体的特征。虽然并不能直接通过样本生存率了解目标总体的生存率真值，但在一定的置信水平下，通过区间估计可以对生存率真值所在的位置给出一个可能范围，这样自然会对真实情况有更进一步的了解。

所以报告区间估计是结果报告中常见的表达方式，如图21所示，围绕生存曲线的条带就是区间估计的结果。可以看到，从起点开始，随着时间的延伸，这个区间逐渐变宽，主要是因为随着时间的延长，研究病例会出现终点事件和删失情况，所以用于估算生存率的样本数量会逐渐降低。如前文所述，样本量越大，对目标总体的说明能力越强，所以随着样本量的降低，说明能力自然下降，对真值所描画的可能范围自然就变宽了。

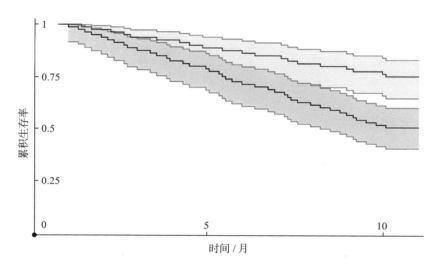

图21　Kaplan-Meier 曲线之区间估计

最常见的生存曲线是对生存率的描述，入组时纳入的病例还没有发生终点事件，所以曲线在起点从累积生存率100%开始，随着时间的推移，不断有终点事件发生，累积生存率逐渐下降，曲线也就逐渐降低了（图18～图21）。当然，也有将结局事件的发生率（累积生存率）作为纵坐标的呈现方式，故而图线起点处由于尚无终点事件发生，此处的终点事件发生率为 0%；随着终点事件不断出现，曲线逐渐抬升，刚好与采用累积生存率作为纵坐标的情况相反（图 22）。

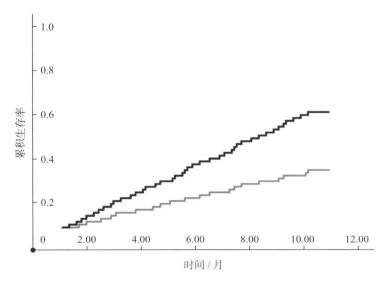

图 22　Kaplan-Meier 曲线的另一种常见形式

综上，生存分析是针对肿瘤预后疗效严谨且重要的分析方法，在临床研究中极为常用。了解生存分析、用好生存分析对于肿瘤转归分析以及诊疗方案的疗效评价具有重要意义。

在采用生存分析方法作为主要统计学策略的研究中，研究设计至关重要。对于终点事件的判断不仅要注重其发生情况，还需要记录其准确的发生时间。针对生存结局的分析需要通过完备的队列研究设计才可以实现结局评价以及时间特征的采集。因此在随访计划的设计中需要设定足以获得准确发生时间的随访密度，方可获取准确可靠的终点状态和终点发生时间，为统计分析提供准确的原始数据。

经过统计老师的讲解，我们可以看到，计算生命不是简单的推演，而是一门严谨的科学，并在不断完善。正是基于生存分析等分析方法，临床研究数据才能得以客观呈现，并指导新药研发与临床治疗方案的演变，使得越来越多的患者受益，让更多的患者获得更长的生存时间。

第十一章　淋巴之链

我有一个阿姨曾经在肺部发现了肿瘤，观察了几年，最后下定决心进行了手术切除，万幸病理结果显示是早期。但如果发现晚了，出现淋巴转移，就需要做淋巴清扫术。我的同事是一名胸外科医生，谈起淋巴清扫头头是道。

● **淋巴连接**

他告诉我，随着人口老龄化进程加快，全球癌症发病人数和死亡人数正在快速增长。由于预后不佳，肺癌是死亡人数最多的癌种。肺癌的治疗方法有手术、化疗、放疗、免疫治疗、细胞治疗、分子靶向治疗、中医中药辅助治疗等。针对早期肺癌患者，手术治疗是最佳方案。原发肿瘤切除配合局部淋巴清扫甚至可以达到根治肺癌的目的。

但为什么仅靠切除肿瘤不能根除癌症？淋巴结清扫又能起到什么作用呢？

俗话说"知己知彼，百战不殆"，只有了解了肿瘤的生长、扩增方式，才能更好地理解上述两个问题。通常来讲，良性肿瘤往往呈膨胀性生长，很少发生远处转移；恶性肿瘤不仅在原位扩张，还会潜行到远

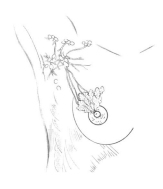

图23 乳腺癌淋巴转移途径

处，发生转移。

恶性肿瘤的转移途径可以概括为四种，即直接蔓延、淋巴转移、血行转移和种植性转移。前三种转移途径是肺癌常见的扩张方式。淋巴结中往往会暗藏着肿瘤细胞的"急先锋"，如果在清扫淋巴结时能够发现肿瘤细胞，代表肿瘤已经不满足于原有的"癌巢"，开始向外扩张（图23）。

因此，通过外科手术局部切除肿瘤后需要清扫其周边的淋巴结。首先，切除时应选取适宜范围，保证切缘不再残留肿瘤组织；其次，要尽量多清扫淋巴结，确保通过淋巴结清扫"驱逐"残留的肿瘤细胞，同时对淋巴结清扫物进行分析，明确肿瘤分期，有助于指导下一步治疗。当患者的淋巴结中仍能见到肿瘤细胞时，通常需要进一步的辅助治疗。

● **"少即是多"**

在肺癌手术过程中到底要清扫哪些淋巴结，淋巴结如何清扫才能让患者获益最大？近百年来，无数外科医生不断探索、总结经验，试图找到上述问题的答案，但是直至今天，仍没有最佳答案。

去除体内癌性生长物的手术几乎与人类文明一样古老，最初的肺部手术需要开胸进行，因此必须对患者进行全身麻醉。在 100 年前要实现全身麻醉需要依赖肺部吸入麻醉剂。彼时的肺部手术会面临一种进退两难的局面：患者通过面罩吸入麻醉剂，打开胸腔时麻醉产生的气胸会迅速引起同侧肺塌陷和反常呼吸，患者会迅速缺氧，随时有生命危险。在这种情况下，手术成功的关键在于医生的手术速度。外科医生必须掌握止血带肺门结扎术，并且经常需要采用分阶段手术（患者返回手术室切除先前结扎的肺组织）。因此，开胸手术的死亡率高得让人无法接受，手术切除肺部肿瘤被认为是"不可能完成的任务"。

1909 年，正压通气的出现让患者可以在深度麻醉下保持通气，外科医生不再担心开胸导致的气胸。然而，直到 20 年后，麻醉的两大技术进步才让胸部手术成为一种常规手术。

1928 年，来自美国的 Guedel 医生和 Waters 医生第一次在气管导管上加上了可充气的套囊，允许控制正压通气以防止气胸，并允许对侧肺正常通气，他们在自己家的小狗身上进行了实验，麻醉后的小狗体内置入此种带套囊的导管后在水下待了一个小时后依旧存活。

1931 年，助力实现麻醉和呼吸"二者兼得"的设备更加完善。Gale 医生和 Waters 医生一起设计了一种新型的气管导管，采用这种导管插入单侧支气管，导管上的气囊可以密封另一侧支气管，从而隔离另一侧肺，这种导管很像后来的支气管封堵器。虽然这种导管与现在使用的双腔管相比还有一定差距，如隔离侧肺中无法吸引分泌物且导管很容易移位，但这项技术让之前一些复杂的、无法想象的胸外科手术成为可能。自此，肺叶手术、亚肺叶手术开始兴起。

早期肺癌手术的标准术式是全肺切除术，这个观点主导了外科医生近 30 年。1939 年 Ochsner 和 Debakey 在一篇文章中写道："肺癌手术如果仅是切除肺叶的话，简直跟做乳腺癌手术不处理淋巴结一样不合逻辑。全肺切除是比肺叶切除更符合解剖和外科原则的术式，肺叶切除顶多算是一种姑息治疗。"

然而，全肺切除的缺点非常明显，术后会带来更多的并发症，甚至会因呼吸衰竭而导致患者死亡。一些外科医生开始考虑如何平衡两者，在根治性切除肿瘤组织的同时尽量保证肺功能。1962 年，Shimkin 和他的同事发表研究证明在多数情况下接受肺叶切除和全肺切除的患者总体生存率相仿，而且具有更少的并发症。从那以后，肺叶切除逐步开展起来。

受到"可以更小一点"的鼓励，外科医生开始尝试不断缩小切除范围，即亚肺叶切除。

1973 年，Jensik 和他的同事首次描述了解剖性肺段切除术。从那之后，不断有研究证实，针对一些较早期的肺癌，亚肺叶切除，如楔形切除或肺段切除，也是合适的治疗方法。

但 1995 年的一篇比较研究却改变了人们的认知。Ginsberg 等人研究发现接受亚肺叶切除术的患者复发率是接受肺叶切除术患者的 3 倍，生存率也比接受肺叶切除术组差。这项研究使得一段时间内肺叶切除术成为主要的手术方式。

● 清扫结节成为标准

肺叶切除的胜出，不少人认为是由于比较研究设计的不公平。比如，亚肺叶组纳入了太多的楔形手术病例，两组队列在生存率上的差异被夸大了。

无论如何，一些敢于挑战极限的外科医生仍然坚信总有更优化的方案，能够做到"less is more"。随着检测技术的进步、高分辨率 CT 的普及，很多结节发现得更早、更小。清扫结节的作用开始走进外科医生的视野。

有些结节呈磨玻璃样，这种结节相比实性结节转移和复发的概率要小。近些年来一些荟萃分析表明，针对 Ⅰ a 期周围型且直径 < 2cm 的磨玻璃或部分实性结节，亚肺叶切除和肺叶切除拥有相同的远期生存率，且更大程度地保留了肺功能。直到现在，还有临床研究探讨亚肺叶切除和肺叶切除在早期肺癌中的治疗效果。

此前，外科医生的关注重点在手术切除范围上，对于淋巴结的处理并没有形成共识。1951 年外科医生 Cahan 提议将全肺切除加上肺门和纵隔淋巴结清扫定义为"根治性全肺切除术"，作为肺癌手术的标准术式。到 20 世纪 60 年代，肺癌手术的切除范围已经从主流的全肺切除变成肺叶切除。1960 年，Cahan 报道了 48 例成功接受肺叶切除术的肺癌患者，同时接受了局部淋巴结清扫，他将此定义为"根治性肺叶切除术"。从那之后的半个多世纪里，肺叶切除术 + 系统性淋巴结清扫术成为肺癌手术的标准术式。

在早期肺癌患者的治疗中，淋巴结清扫的关键作用在一次又一次的外科手术中被证实、被记录。"less is more"理念也得到了不断发展和优化。

为了将手术经验上升到理论层面，一些学者对淋巴结在胸腔的分布进行了深入研究。1956 年 Nohl 报道了详细的肺叶特异性淋巴结通路。到 1978 年，Naruke 等人建议采用淋巴结图谱，图谱上不同的淋巴结用数字命名，代表不同的分区，其中 1～9 区代表纵隔淋巴结（N2），

10～14区代表肺门及肺内淋巴结（N1）。图谱的出现让淋巴结分布更加直观，有助于统一淋巴结清扫的情况。胸腔淋巴结图谱后来又新增了一些版本，包括日本肺癌协会版、美国胸科协会版、国际肺癌研究协会（IASLC）版。

肺内淋巴结引流是研究肺癌淋巴转移的基础，在肺内不仅分布着支气管、肺动脉、肺静脉、支气管血管，还分布着丰富的淋巴管，在脏胸膜下、肺间质内均有丰富的淋巴管分布。不同肺叶的淋巴引流具有各自的特点：左肺上叶肺癌主要转移至同侧叶内、叶间、肺门、2L、4L、5组和6组淋巴结；左肺下叶肺癌主要转移至同侧叶内、叶间、肺门、7组、8组、9组淋巴结；右肺上叶肺癌主要转移至同侧叶内、叶间、肺门、2R和4R组淋巴结；右肺中叶肺癌主要转移至同侧叶内、叶间、肺门、2R、4R和7组淋巴结；右肺下叶肺癌主要转移至同侧叶内、叶间、肺门、7组、8组和9组淋巴结。

● **更优方案在路上**

手术过程中，该采取何种淋巴结清扫方案呢？多个组织对此制定了指南。1996年，IASLC将针对肺门和纵隔淋巴结的切除定义为系统性淋巴结清扫。

2006年，在欧洲胸心外科学会（ESTS）制定的指南中，系统性淋巴结清扫被更加详细地定义为至少包括三组纵隔淋巴结在内的淋巴结清扫，其中必须包括隆突下淋巴结（7区）。相对于系统性淋巴结清扫，针对特定区域淋巴结的活检被称为取样，主要是针对术前影像学或者术中所见考虑异常的淋巴结。淋巴结切除方式分类较多，分为系统性淋巴结清扫、肺叶特异性淋巴结清扫、扩大淋巴结清扫、淋巴结采样、系统性淋巴结采样、选择性淋巴结活检（表2）。

表 2　淋巴结清扫

淋巴结清扫方式	定义
系统性淋巴结清扫	系统性清除解剖标志内包含淋巴结在内的所有纵隔组织,要求最少切除 3 站纵隔淋巴结,并且其中必须包括隆突下淋巴结;除纵隔淋巴结以外,肺门和肺内淋巴结必须一并切除
肺叶特异性淋巴结清扫	根据原发肿瘤所在肺叶的不同,清除特定区域内包含淋巴结在内的纵隔组织
扩大淋巴结清扫	通过胸骨正中切口或颈部切口清除双侧纵隔及颈部淋巴结
淋巴结采样	指基于手术前影像学或手术中发现,切取几个具有代表性的淋巴结
系统性淋巴结采样	指根据原发肿瘤特点切除预先选定的几站区域淋巴结
选择性淋巴结活检	仅对几个可疑淋巴结进行病理检查以确定 N 分期,用于肿瘤不能被切除的开胸探查手术

目前，系统性淋巴结清扫为标准的清扫方案，但更优化的方案仍旧在路上。研究发现，与系统性淋巴结清扫相比，在早期肺癌中对淋巴结进行采样和肺叶特异性淋巴结清扫同样可获得满意的预后。随着体检的普及，尤其是薄层螺旋 CT 的出现，越来越多的早期肺癌被发现。因此，在临床工作中，选用何种淋巴结切除方式需要由外科医生根据患者的具体情况决定。

胸部增强 CT、PET/CT 能不能用来评估淋巴结转移?

增强 CT 和 PET/CT 的确能检测到转移的淋巴结，但是这两种手段会有漏检的情况。目前的研究发现，CT 检测肿瘤淋巴结转移的灵敏度为 60% ~ 83%，特异性为 77% ~ 82%；PET/CT 稍微好一些，灵敏度为 79% ~ 88%，特异性为 90% ~ 92%。

当淋巴结中含有的肿瘤细胞过少时，影像学手段就显得无能为力了，而且即使有些在影像学上看着像肿瘤转移，但是后来病理诊断却否定了之前的怀疑，因为病理才是诊断的"金标准"。因此，淋巴结清扫对明确患者病理分期甚至预后至关重要，因为这影响到了患者后续治疗方案的制订。虽然淋巴结清扫会增加一些术后并发症，如损伤到神经、胸导管引起乳糜胸，但是从远期看来，却能明显提高患者的生存率，尤其是 Ⅱ ~ Ⅲ A 期患者（图 24）。

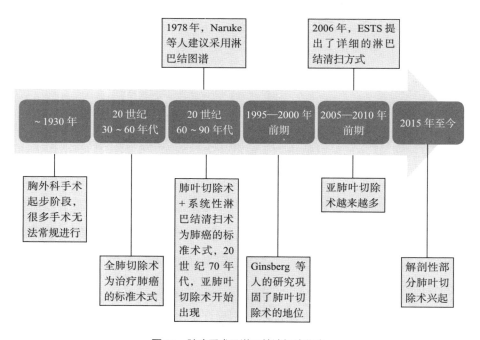

图 24　肺癌手术及淋巴结清扫演化史

可以看到，自从肺癌手术成为可能，医生致力于提高患者的长期生存，淋巴结的清扫范围从无共识到有共识，清扫方式也被逐渐细化；肺癌手术的切除范围从全肺到肺叶，从亚肺叶到解剖性部分肺叶切除，术式仍在不断优化。

听他讲完，我也非常感慨，经历了近百年的漫长历程，得益于无数医学前辈、科学家的不懈努力，肺叶或亚肺叶切除术＋系统性淋巴结清扫术成为临床中肺癌的常用术式。在今日像他这样优秀的胸外科医生的传承与探索下，或许肺癌手术方式将会在不远的将来出现新的改变。

第十二章 叙事疗法

当我还在读小学的时候，我的叔叔不幸患了鼻咽癌。在父亲的积极联系下，叔叔转到父亲母校的医院——湘雅医院做放疗。叔叔回到老家，父母领着我和姐姐去看望他，小时候腼腆的我，那天不知哪里来的勇气，远远见了叔叔就飞奔过去、搂住他的脖子，亲热地呼喊他，他微笑的面容至今都十分清晰、温暖。但最后叔叔还是离开了我们，这是我经历的最早、印象最深刻的亲人别离。

后来，我成为一名医生，目睹了很多别离，在这个过程中逐渐学会应对死亡。我在一场科普活动中结识了一位心理康复医生，她工作的重心是肿瘤患者的心理治疗，这让我很感兴趣。

认识她后，我才慢慢理解，无论是内科医生还是外科医生，不仅要用精湛的技术给患者"医身"，还要用鼓励和支持给患者"医心"。为肿瘤患者做心理康复，通过安慰、鼓励的话语给患者正向暗示，是医生需要长久学习的重要一课。她所探索的叙事疗法，正是将如何"医心"做了系统化总结。

- **治疗患者的心灵**

叙事疗法（narrative therapy）是一种新兴的治疗手段，在手术和药物之外，它更贴近患者的心灵。我的心理康复医生朋友为我讲述了一个故事。

我曾遇到一位年轻的女性患者，37 岁，罹患晚期乳腺癌，伴有全身多发转移（脑转移、肺转移、骨转移）。这位年轻患者需要做化疗，她办完住院手续还没有坐稳就大哭了起来，我为她递去纸巾，让她用眼泪表达内心的情绪，她几次哽咽着想说话，但还是止不住哭泣。

大概 5 分钟后，她的情绪慢慢稳定下来，我轻声问是什么原因让她不安。她擦擦眼泪，抽泣着说："我知道自己已经是乳腺癌晚期了，我知道我真的活不了多久了"。

"我知道了，你知道自己的病已经是晚期，你非常害怕死亡的来临，无法面对死亡的来临，对吗？"

"大夫，没那么简单，我也知道死亡不能避免，我不怕死，但是我实在无法放下我的女儿，我的女儿……她才 7 岁"。说到女儿时，她又控制不住地哭泣起来，"对于一个才 7 岁的孩子，没有妈妈她该怎么办？我每次想到这些就很难控制自己。甚至女儿跑过来和我拥抱，叫我'妈妈'的时候，我都无法抑制我的眼泪。心中不断反问怎么办？怎么办？这个小女孩儿，我的女儿就快没有妈妈了，她可怎么长大呀？"

"我一想到以后她的成长里没有我的陪伴，别的小朋友都有妈妈，她没有妈妈，就心痛极了；我还担心她爸爸给她找个后妈，后妈待她不好怎么办，她受委屈了怎么办？一想到这些，我就心如刀割。"

患者的丈夫在旁边插话："其实我根本没有打算再婚，我就想好好照顾孩子，可是不管我如何保证，她还是担心。"

患者说："我知道不应该把时间浪费在这些无意义的事情上，我也知道应该把有限的时间用来陪伴女儿，可是我实在是没有办法，我没有办法控制自己，我只能求助您，请您想想办法，帮帮我。"

癌症不同于其他疾病的一个本质在于它出现的那一刻会让人想到死亡，很多患者同这位妈妈一样，由于对死亡的预期以及对亲人将来的不确定感，使其无法活在当下，需要及时的心理社会干预帮助其减轻心理痛苦。

临床上，这样的病例诊断为死亡预期性焦虑。由于疾病进展，尤其是处于疾病晚期，对死亡的思考和担忧将占据患者思维的更大空间。传统的手术、放化疗已经无法帮助他们，这时就需要采用心理社会肿瘤学中的一个较常用的心理治疗方法——叙事疗法，来改善晚期癌症患者的痛苦。对于他们来说，最有意义的事情莫过于在有限的日子里将自己的爱毫无保留地表达出来，减轻对死亡的预期性焦虑，更好地活在当下、活在今天。

我建议这位妈妈用写信的方式来表达温柔的母爱，同时宣泄自己内心巨大的负性能量，虽然 7 岁的孩子现在还无法读懂这些信件，但信件将会承载妈妈对女儿满满的爱和期待，是她能够给女儿的最好的礼物。

一个月后，她坐着轮椅微笑着再次来到诊室，她说："大夫，感谢您教给我的办法，我每天都在给女儿写信，写我对她 7 年成长的回忆、对她的爱、对她的期待；每天都在思考还有什么没有写、没有告诉她的……我现在能感受到您说的对，我昨天没有死，明天也不会死，我只要能活在今天，活在当下就对了，只要我在有生之年能多陪陪女儿就很幸福了。"

"疾病还在，但是我觉得每天的生活是有意义的，原来我还可以做很多事情，尤其是可以陪着女儿，女儿一直在学画画，最近这几周我有力气活动了，能够陪着她去上课，看着她一点一点地进步，还和她讨论关于画画的细节。有时候一想得这个病也不是完全没有好的地方，我觉得自己不像以前那样什么事都要有个结果，经历过程就足够了。我现在还活着，陪着女儿经历，跟她一起去感受生活就可以了。"

"女儿有爱她的父亲在，可以担负起照顾她的责任，我的信以后也会陪伴着她长大；我自己的父母身体状况还好。想想这些其实也挺知足，没有什么遗憾了，即使死亡到来的那一天也没什么可怕的，就是希望身体上没有太多痛苦就好了。"

第三次复诊时我们让丈夫更多地参与到交流中，丈夫听了患者的讲述后给予了她更多积极的反馈："看到她的笑容，家里的气氛也慢慢活跃起来，我们很珍惜现在一家人能在一起活动、一起聊天的时间，现在的家才像是真正的家。"

- ● **整合医学理念与叙事疗法**

特鲁多医生的墓志铭广为流传——有时去治愈，常常去帮助，总是在安慰（图25）。

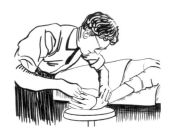

图25　医生的作用

人们往往更注重医学对身体疾病的治愈，而忽略了医学对于心灵的治愈。当传统的肿瘤治疗方式，如手术、化疗、放疗等无法帮助患者的时候，医学还能为患者做什么？

现代医学为人类健康作出了巨大贡献，但是人们对研究和实践过度细化，忽略了医学对人类整体的把握和对人文的重视，医学的初衷和走向出现了偏离，导致很多现有的医学理论与实践无法解决一些棘手的医学问题。

医学针对的是人的整体，要关注到组成人的身体 - 心理 - 社会 - 灵性等各个方面。医学研究方法除了科学，还包含哲学、人类学、社会学、心理学、语言学、艺术等多个重要领域。医学蕴含科学和人文两大要素，医生需要用整合的观点从多个角度看待及解析现有的医学问题，从各个角度去理解患者的痛苦。

整合医学理念的出现是对现代医学局限性的补充，也是对旧医学理念的挑战。美国学术健康中心整合医学联合会对整合医学的定义为："整合医学是注重证据的医学实践，它重申了医学的重要性，注重医师和患者的关系，关注整个人（身体、心灵和精神），以及生活方式的各个方面，并且利用所有适当的治疗方式，包括传统的和替代的治疗方式来达到最佳的健康和愈合。"

整合医学在肿瘤临床的应用是一个新兴的领域，有助于改善患者的身心症状，全方位提高患者的生活质量和生存状况。美国 2006 年和 2012 年关于整合医学的使用率调查表明，癌症患者对整合医学的接受度和使用度在逐渐增加。医学应该尽其所能回应患者的痛苦，让患者重获尊严，这成为越来越多医者的共识。

那医学究竟如何抚慰患者的痛苦，让他们回归正常生活？患者的痛苦来自身体-心理-社会-灵性四个维度，而不仅是躯体的痛苦。感受到患者的感受，体验到患者的体验，理解他们的真实经历，才能真正理解他们的痛苦。叙事疗法是有力的方法之一。

叙事疗法从叙事医学中衍生，这种心理干预方法通过帮助患者重新叙述他们自己的故事，以此减轻内心的痛苦，并找寻生命的意义。前面的案例正是基于整合医学的观念，遵循叙事医学的宗旨，将患者视为整体的人来医治，倾听患者对疾病和生活故事的讲述，体会死亡预期焦虑带给患者的痛苦感受。在干预的过程中使用叙事疗法的治疗策略，缓解患者的痛苦，让患者重新找到生存的意义。

英国医生和流行病学专家科伦是叙事医学较早的探索者之一。第二次世界大战期间，他曾在战俘营中从事医疗工作。某一天，一位年轻的战俘哭泣叫喊，一开始他以为是胸膜炎的疼痛引起的哭叫，但他手中连一片止痛片也没有。绝望中，科伦本能地坐到患者床上，把士兵抱在自己怀里，没想到奇迹发生了，士兵停止了喊叫，直至数小时后平静地死去，他认为这位患者的哭叫不是由于躯体痛苦，而是由于孤独带来的心理痛苦，由此他开始质疑药物治疗对于具有思想与情感的人类疾病的确定性。

美国研究者阿瑟夫·克莱曼也是探索叙事医学的一位专家。在他的临床实践中通过了解患者的故事来感受到他们内心的痛苦。第一个故事是关于一个可怜的 7 岁女孩，她全身大面积烫伤，需要每天做冲洗体表腐肉的漩流澡治疗，这是一项极其痛苦的治疗术，孩子完全无法忍受，每一次治疗都会高声尖叫，并尽力反抗。克莱曼被派去安抚这位小患者，他几乎使尽了全部招数也无法缓解孩子的痛苦，更无法让孩子安静下来，最后，他只好让孩子将每一次被水枪喷射到皮肤的感受说出来。

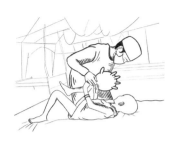

图 26　医生安慰患者

于是，这位小女孩努力去捕捉痛苦起落的每一丝感受，寻找恰当的词汇表述，与这位年轻的实习医生对话。这一招比其他办法都管用，孩子终于安静了（图 26）。

第二个故事的主人公是一位老妪，第一次世界大战期间，她从一名军人那里染上了梅毒，并导致了心血管损害。在长达几个月的随诊中，克莱曼通过老妪的叙述明白了污名笼罩下的患者如何忍受躯体的痛苦、心理的屈辱、社会的歧视等多重压迫，叙述本身也帮助患者逐渐从上述痛苦中解脱出来。这令他回忆起医圣希波克拉底的教导："医生有三大法宝：语言、药物、手术刀"。无疑，良好的沟通、充分的叙述有时是最佳的治疗。

1995 年，加拿大卡尔加里大学社会学教授 Arthur W.Frank 提出："患者需要成为讲故事者，这样才能挽救让疾病和治疗摧毁的声音"。美国哥伦比亚大学内外科医学院的内科医生和临床医学教授 Rita Charon 于 20 世纪 90 年代开始了这方面的研究，她发现文学与医学实践存在着某种关系，或者更为确切地说，文学能帮助她做更好的医生。2011 年，Rita Charon 教授在美国医学协会期刊上提出了"叙事医学"（narrative medicine）这一新名词，随后在这一领域发表了一系列论文，将这一概念理论化。她有一句非常精辟的话："When they turn their diseases into stories, they find healing."（当疾病被转述为故事，竟有了治愈的力量）。

基于叙事医学，1990 年 Michael White 和 David Epston 创立了叙事疗法，他们出版了《通过叙事的方式达到治疗的目的》一书。后来，叙事疗法成为后现代心理治疗的代表流派之一。

叙事疗法关注的是患者的叙事方式，即患者以何种方式表达和叙述自己的一系列经验和生活事件，叙事治疗师以一个合作者的身份，通过对患者的经验和历史以及所具有的优势进行深入了解，尝试帮助患者重新叙述他们自己的故事，找寻生命的意义。叙事疗法要求治疗过程中的谈话遵循社会公平的方式，试图挑战叙事中突出的问题，这些问题会以一种毁灭性的方式改变一个人的生活。患者关于疾病的叙述通常是紧张且充满怨恨的，即便如此，叙事治疗师相信，仍然有很多客观现实（如患者具备的优良品质、宝贵的经历或可获得的资源等）可以帮助患者从更积极和感恩的角度去构建他们关于疾病的叙事。

叙事疗法的很多观点建立在哲学基础之上，受到社会构建主义以及人类学、社会学、比较主义文学的影响尤为明显。任何问题都离不开社会、文化和政治背景，而这些背景会影响我们用语言去构建和描述问题，从叙事所使用的语言和叙事的结构中能够理解当事人的体验和他对世界的理解以及价值观。

- **如何汲取治愈力量**
很多人会好奇，转述为故事时治愈的力量来自哪里？

这要从叙事疗法的治疗方法说起。外化问题、重忆和外部观察者反馈是叙事疗法的三个关键方法。

一是外化问题。很多时候，患者在患病后感到悲伤难过，情绪低落甚至绝望。尤其当肿瘤进入晚期，患者感受到生命有限、死亡迫近，此时的绝望更加突出。前述案例中的患者就表现出了这种因死亡迫近带来的绝望和焦虑。这种情况下医生有可能认为这样的患者得了焦虑／抑郁症，很多症状、负面想法都是内心病态的表现。

但从叙事疗法的角度出发思考，因为患者在痛苦的外部世界中苦苦挣扎，才感到悲观和绝望。在叙事治疗的过程中，叙事治疗师会通过外化问题将患者和负面情绪分隔开。外化问题分为命名、影响、评估和解释四个步骤。

在外化问题之前，要通过开放式的提问引发患者的叙事。案例中，在患者第一次走进诊室时情绪非常激动，还没有坐稳就开始大哭起来。叙事治疗师在安抚患者情绪的同时用到以下提问。

"能跟我说说这些天您都被什么困扰着吗？"

"能否谈一谈这段时间您是如何与这些困难作斗争的？"

这些问题让患者充分地谈到她目前生活中遇到的困境以及自己的应对方式。这一阶段是患者自由讲述故事的时间，叙事治疗师在这一阶段需要做的只是专注地倾听，不给予任何判断，也不发表任何意见或看法。在本案例中，患者讲到自己的乳腺癌已经进入晚期，出现了脑转移、肺转移以及骨转移，患者意识到死亡对自己来说已经不可避免，然而最大的痛苦是放不下才7岁大的女儿，一想到女儿便抑制不住自己的眼泪。

外化问题的第一步是命名，这一步通常会用到的提问如下。

"你能否用一个名称或一个词语来描述你目前面临的困境／挑战？"

"还有其他的名称或词语可以描述吗？"

"是否可以一直用这个名称或词语描述，还是随着情况的发展会有变化呢？"

无论患者用何种词语来命名，我们都要把这个词语作为接下来谈话的出发点，而不需要用一个专业术语来替代。案例中，患者说她最大的困境／挑战是"担心"，尽管叙事治疗师会将患者的这种状态评估为焦虑，但仍然需要把"担心"这个词语作为后续谈话的核心词汇。

外化问题的第二步是影响，接下来叙事治疗师鼓励患者讲述"担心"对其生活各个方面的影响。患者讲到"我晚上根本没有办法睡觉""我什么都干不下去，饭也吃不下去""我觉得浑身不舒服，有时候甚至坐立不安"。

外化问题的第三步是评估。这时可能会用到的问题是："当'担心'一直在影响您的家庭和生活时，您有什么样的感受？"案例中，患者讲述"疾病进展、全身转移，我没觉得身体有多痛，但是无法离开女儿，担心女儿如何长大，这种担心让我感觉到更痛苦，死亡时刻笼罩在我的头上，而女儿还未长大，还不知道如何生活，自己像是在一个深不见底的泥潭中挣扎"。

外化问题的第四步是解释，叙事治疗师通常在这个时候会引导患者找寻生活中重要的价值。案例中患者讲述自己既往生活中以及在应对疾病的整个过程中自己的表现，"我一直是个坚强乐观的人，生活中都是我在照顾别人，我把家人照顾得很好。得病以后，我也一直很乐观，配合医生手术、放疗、化疗，化疗最难受的时候我都没有掉过一次眼泪""我想让女儿看到我坚强和积极的一面，即使我走了，她在回忆母亲的时能够想到这些词，能让她更有力量地去面对自己遇到的困境"。

叙事治疗师在这一阶段让患者给女儿写信，在写信的过程中患者将自己的恐惧、担心释放出来，同时专注于完成一个妈妈留给孩子爱和期待的任务，这项活动是一个积极的过程，让患者找寻到此时此刻存在的意义和价值。通过外化问题最终将患者带到一个"安全地带"，这个安全地带就是长久以来在她的生活中占据核心地位的价值观，让患者意识到自己所拥有的能力和价值。

二是重忆。在外化问题之后往往会用到重忆。一个人重要价值观的形成一定是受到周围人或事的影响。前述案例在接下来的治疗中，叙事治疗师询问患者"是谁让您变成了一个坚强乐观的人？"

她说"我的父母，我的父母已经70多岁了，他们把生死看得很开，现在还骑三轮车买菜呢，整天给我打电话，问我想吃什么，给我做好吃的让我吃。可是我心里很难过，他们已经年老而我不能照顾他们，反而要让他们来照顾我。"

接下来叙事治疗师和患者一起回忆了她的父母和她之间的很多故事，以及她和丈夫、女儿的故事，通过这些故事进一步了解她的家人给了她哪些支持和鼓励，也知道了除了疾病以外她是一个怎样的人，她想做什么、能做什么。

通过重忆的过程，让患者再一次感受到自己存在的意义和价值。患者在治疗后反馈："我仍然是一个活着的妈妈，我要将从自己父母身上学会的乐观和坚强传递给我的女儿。我昨天没有死，明天也不会死，今天的我对女儿来说还是一个活着的妈妈，那么今天我就要把我的爱用积极的方式传递给女儿。"

三是外部观察者反馈。如果是叙事疗法的团体，那么团体其他成员就会成为外部观察者，叙事治疗师通常会问外部观察者以下几个问题。

"刚才XXX所说的这些内容里，哪一点让您印象最深？"

"通过他所讲的内容，您觉得对他来说最重要的是什么？"

"通过他的讲述，您觉得他具备哪些技能，他能做什么？"

"他所说的内容里是否有哪一点引起了您的共鸣，让您想到了自己生活的哪些内容？"

"通过倾听这些，今天离开的时候您会有什么收获？"

前述案例中，外部观察者是患者的丈夫，他说患者的叙述中对他触动最大的是"在生活中她一直是一个乐观的人，没得病的时候照顾家庭，也常常帮助别人；得病后她没有太害怕自己的疾病，但是对女儿特别在意，愿意为了女儿做任何事情。我能感觉到这是她现在活着最重要的意义。在医生的引导下，每天她都很积极地给女儿写信，这些天能看到她笑了，整个人也有了精气神。现在一家人能够一起去公园遛弯，她能陪着女儿画画。她好一些了，我觉得全家人都高兴起来了，家才像个家"。

叙事疗法具体的实施：先以合作的姿态建立与患者的关系，接下来便进入叙事治疗中关键的外化问题阶段，通过叙事治疗师与患者的合作，在患者的叙事过程中发现并不断丰满他们核心的价值观，通过重忆与合并，帮助患者把自己的核心价值观与重要的人和时间连接起来，而外部观察者反馈会给患者带来新的启发，最后还要运用文字的手段对治疗中的所得进行进一步整理，将收获带回家并进行实践和反馈。

叙事治疗后，我们会将治疗过程中提到的核心内容、患者发生的积极变化、家人的反馈整理成文字，让患者带回家进一步体验和实践，使治疗的作用进一步延伸。

听完她的讲述，我觉得叙事疗法是医学向更深层面的探索与实践。在年轻的时候，我曾分外注重提升自身的医术，立志成为一名医术精湛的好医生。但见过越来越多医院内的悲欢离合之后，我的想法在慢慢发生变化，开始注重给患者关怀和鼓励。在国外进修时，我曾一张张地翻阅医生所写的病历，令我感动的是，有些病历里面是这样表述的：某年某月某日，患者携妻子来诊……医生详细交代病情，并给予嘱咐、安慰"，这是所有临床医生要努力的方向。

第十三章 自生不灭

肿瘤的特殊之处在于它的产生和发展是个缓慢的过程，就像是患者身体里孕育了一个坏的胚胎。

肿瘤发生是个很复杂的过程，在专业书中难以得到很明确的答案。要想透彻理解肿瘤的发生机制和诊断治疗，就必须同时具有深厚的数学、物理、化学、生物及医学背景。我的一位同事，对癌症发生机制理解得非常全面、透彻。那么，他是如何看待肿瘤的呢？

● 不期而遇的癌症

工作的日子忙碌而充实，每天都会遇到不同的肿瘤患者，不管是已过不惑之年的成年人，还是正值花季的少女，当得知自己的健康与癌症发生联系时，第一个反应都是："为什么是我？"接下来往往会引发以下问题："我怎么就能得上癌症呢？到底是什么原因得了这个病？"印象很深的是一位健身教练，他的作息、饮食都很健康，每天坚持锻炼却得了癌症。

为什么癌症会和一些人不期而遇？公元前400多年，古希腊医学家希波克拉底看到布满血管的肿瘤组织，脑中联想出螃蟹的形态，

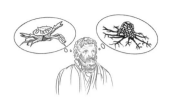

便以"carcinos"，即希腊文中的"螃蟹"来命名这种横行霸道的疾病，英文衍生出来就是 cancer，这是癌症第一次被正式命名（图 27）。

人体里的细胞数以十万亿计，它们各司其职，井然有序地完成自己的职责和使命。人的一生面临着生、老、病、死，而细胞也无法逃脱死亡的命运。在人体内，每天都有"年老体衰"、受损、被感染的细胞自动裂解死亡或被免疫细胞清除，源源不断的新生细胞适时进行替代补充。

在这个过程中，外部环境、家族遗传史、生活习惯等因素使得细胞内的核心遗传物质——DNA 受到破坏并发生关键基因突变，部分突变导致细胞变化成为永生的肿瘤细胞，它们持续分裂，形成越来越多的新生细胞，生长优势使得这些新生细胞不断积累，导致癌症的发生。

肿瘤细胞的本质是人体细胞异常的分化、增殖，导致生长失去了控制，可以"永生不死"。人体的正常体细胞是有寿命的，在正常细胞的染色体两端有一个叫端粒的 DNA 结构，类似于倒计时的时钟，细胞每分裂一次，端粒的长度就会变短一些，分裂到一定次数以后，端粒过短，细胞就会进入衰老、凋亡期。只有在生殖细胞、干细胞这种需要不断分裂的增殖细胞里，才会存在一种称为端粒酶的物质，它能延长端粒，让生殖细胞和干细胞具有持续分裂的能力。由于基因突变，肿瘤细胞也拥有了合成端粒酶的本领，使得肿瘤细胞在分裂时端粒长度不会缩短，从而获得了无限分裂的能力。

人吃五谷杂粮，难免头痛脑热。到底是哪些因素导致了肿瘤？原因十分复杂，目前的研究认为主要分为两方面：一是外因，包括环境因素、不良生活习惯等；二是内因，主要指遗传因素。外因多种多样，既包括环境因素，如空气中 PM2.5 超标、外卖食物中可能使用的"地沟油"、被动吸"二手烟"等，也包括了不良生活方式等。内因中的遗传因素是与生俱来的，如好莱坞女明星安吉丽娜·朱莉就是由于存在家族性 *BRCA1/2* 基因突变，导致她罹患乳腺癌和卵巢癌的风险是普通女性的很多倍，从而作出了提前切除自己双侧乳腺和卵巢的决定，这一做法是为了避免遗传因素引发肿瘤。

● 致癌的"二次打击"学说

了解了致癌因素，又该如何预防癌症？

健康的生活方式和生活习惯虽然不是万能的，但是能最大程度地降低导致肿瘤的外在因素。此外，坚持健康的生活方式无法保证我们不患肿瘤，因此定期体检是非常有必要的。我经常对患者说："癌症听起来可怕，就像老虎，但是还在吃奶的虎崽子是好对付的，等到它长大了就很危险、要吃人了。体检就是为了尽早发现问题，在虎崽子还没长大时就控制它。"

现在存在一些"谈癌色变"的心理，很多患者在出院前也会反复询问以后究竟要注意哪些事项才能避免再得癌症？其实，大可不必。

人体内具有很多的纠错机制来防止肿瘤的发生。肿瘤学者 Alfred G. Knudson 教授，被誉为"肿瘤遗传学领域的孟德尔"，曾经于 1971 年在对儿童视网膜母细胞瘤发病率分析的基础上提出了"二次打击"学说。

Alfred G. Knudson 教授认为，此病的发生是两次突变的结果，只有抑癌基因 *Rb1* 的一对等位基因都发生了突变，才会导致肿瘤的发生。等位基因的存在是由于人体有 23 对染色体，分别来自父亲和母亲，形状相似，在每一对染色体的相同位置，基因的分布都是相同的（唯一的例外是性染色体），所以人体的基因都是一对一对存在的，互相之间被称为等位基因。根据"二次打击"学说，如果抑癌基因的"一对"中只有一个发生突变，仍能够避免肿瘤的发生。

什么是抑癌基因？人体内有两种很重要的基因，一种叫原癌基因，一种叫抑癌基因，相当于汽车的油门和刹车，汽车想要安全行驶，二者缺一不可。原癌基因虽然名字吓人，但是它存在于正常细胞中，不仅无害，还对维持细胞的正常生理功能、调控细胞生长和分化起到重要作用。在某些因素的作用下，原癌基因一旦被过度激活（相当于油门加大了），发生数量或结构的变化时，才可能导致正常细胞癌变。抑癌基因如同刹车，在控制细胞生长、增殖及分化的过程中起着十分重要的负调节作用，它与原癌基因相互制约，维持人体正负调节信号的相对稳定。当抑癌基因发生突变、缺失或失活时（相当于刹车失灵了），会引起细胞恶性转化，导致肿瘤的发生。

一个抑癌基因的突变并不影响人体的抑癌能力，只有两个等位基因同时突变后（相当于手刹和脚刹同时失灵），才会导致肿瘤的发生。因此肿瘤的发生是一个概率事件，而且是小概率事件，一般各种癌症的发病率统计的分母都是 10 万, 也就是说一般在 10 万个人里有几个人会得上癌症, 概率较低。

- ## 两个大相径庭的肿瘤治疗案例

理论上说, 癌症的发生是概率事件, 活得越久越有可能遇上, 因此癌症病房里的患者以中老年人为主。大多数肿瘤的高发年龄在 55 ~ 70 岁, 身体出现问题时的"纠错"能力随年龄增加而降低。

从经验上来说, 如果病房里偶尔出现一两个年轻面孔, 会特别显眼, 也会让人心里特别难受, 因为这一般说明他本身的基因很可能存在缺陷, 意味着预后更差, 如乳腺癌、宫颈癌、胃癌、结直肠癌等。当然, 凡事总有例外, 也有一些癌症是发病年龄越轻, 预后越好, 如子宫内膜癌、膀胱癌等。

我接诊过的最年轻的膀胱癌患者是一个刚刚 20 岁出头的姑娘, 因为间断血尿去医院检查发现膀胱里长了一个小小的肿瘤。见小姑娘的第一面, 她大大的眼睛里写满了恐惧, 我安慰她说: "别紧张, 以我们的经验, 这种癌很特殊, 发病年龄越轻, 预后越好。你是我们见过年纪最小的患者, 所以预后肯定是最好的。"

在做膀胱镜的时候, 我特地把显示屏转向她, 让她看看自己膀胱里的那个"小恶魔": 在清澈的水流里, 一团粉红色的小水草正在摇曳。她一下子就不紧张了, 说: "呀! 没想到这个肿瘤长得还怪可爱的, 像珊瑚一样漂亮。"后来她做了一个小手术把肿瘤彻底切除, 我叮嘱她规律治疗、定期复查, 同时拒绝了她想把切下来的肿瘤带回去做标本的要求。

看着她出院时的笑容, 我忍不住想: 如果每位患者都能恢复健康该多好。可惜在与肿瘤对战的战场上，成功率仍有待大幅提高。

膀胱癌是泌尿系统发病率最高的肿瘤，它的治疗方式和预后随着肿瘤分期的不同有着非常大的差异。

早期患者可以通过很小的手术把膀胱内的肿瘤切除——经尿道膀胱肿瘤切除术（TUR-BT），这既是重要的诊断方法，同时也是主要的治疗手段。膀胱肿瘤的确切病理分级、分期都可以借助首次 TUR-BT 后的病理检查获得，从而制订下一步的治疗方案。

但是如果患者以为做了手术就一劳永逸，可以高枕无忧，不遵医嘱进行规律的膀胱灌注治疗和复查，也会导致严重的后果。膀胱癌是一种术后复发率极高的肿瘤。根据文献报道，TUR-BT 后有 10% ~ 67% 的患者会在 12 个月内复发，术后 5 年内有 24% ~ 84% 的患者复发。

这些年，这样的悲剧我已经见过太多太多。有一位土生土长的北京老大爷，常年吸烟，也是因为血尿就诊发现了膀胱肿瘤。第一次住院时，我是他的主管医生，当时他的病情比较轻，肿瘤属于早期，接受了 TUR-BT。出院时我再三叮嘱他务必戒烟，同时要进行规律的治疗和复查。等我第二次见到这位老大爷的时候，距离他第一次住院不到 2 年。这次我仍然是他的主管医生，经过问诊才发现，老大爷出院以后进行了几次膀胱灌注治疗，觉得太麻烦，而且也已经没有血尿了，于是就再也没有进行任何治疗和复查，更没有戒烟。

直到再次出现血尿，他才又来医院检查，这次的检查结果显示问题严重了——根据 MRI 结果，肿瘤已经侵犯到了膀胱肌层。膀胱肌层里的血管和淋巴管十分丰富，肿瘤一旦侵犯到这个深度，发生血液转移和淋巴转移的风险就会大大增高，需要考虑根治性膀胱切除术了。

根治性膀胱切除术（radical cystectomy，RC）是治疗浸润性膀胱癌的经典术式，至今已有 100 多年的历史，1887 年德国科隆的 Bardenheuer 医生进行了世界首例膀胱全切手术。切除的范围非常大，男性整块切除膀胱、前列腺、精囊、盆腔腹膜、盆腔侧壁和血管的周围组织（包括淋巴结和淋巴管）；在女性则另外包括阔韧带、子宫、子宫颈和部分阴道。切除膀胱以后，尿流改道的方法有很多，可以选取一段肠道在体内原位制作一个新膀胱，也可以将输尿管和肠道吻合以后连接到体外，甚至可以直接将输尿管连接到体表。但是不管采用哪种方式，都比不上自己的"原厂配件"，而且从外观上、生活方式上都和手术以前有了巨大变化，男性还会失去性功能。

吸烟可以引起肺癌，这很好理解，吸烟又是如何引起膀胱癌的？其实吸烟是膀胱癌的首要危险因素，吸烟引起的膀胱癌占膀胱癌总数的 50%～60%。吸烟者患膀胱癌的危险是不吸烟者的 4～6 倍，而且随着吸烟数量的增多和烟龄的延长，患膀胱癌的危险也相应升高。烟草中含有芳香胺类和丙烯醛，这些化合物的热解产物是膀胱癌的强致癌物。香烟经肺部进行气体交换后，有害物质会进入血液，随着血液循环参与全身的新陈代谢，最后通过肾脏的过滤作用，含有有害物质的尿液会聚集到膀胱内。可以说，膀胱是香烟毒素的集中地，一滴一滴积累起来的有毒尿液在膀胱中长时间与膀胱黏膜接触，增加膀胱癌变的概率，这就是吸烟导致膀胱癌的根本原因。

美国特鲁多医生的墓志铭写道：有时去治愈，常常去帮助，总是在安慰。文字虽短，却内涵丰富，哲理深刻，它揭示了医学做过什么、能做什么、该做什么。作为一名医生，需要面对的不光是人的病，还需要面对生病的人。我们在用手术刀、用药物、用放射线治疗患者疾病的同时，也应该多抽出时间去和患者聊聊天、多普及一些健康知识。也许医生多说一句、多劝一次、多打一个随访电话，就能多避免一些如这位北京老大爷一般的悲剧。

是的，医学与癌症的斗争已经持续了数千年，癌症被发现的时间远比我们想象要早，迄今最早的关于癌症的书面记录是公元前 1700 至公元前 1600 年，来自埃及的艾德温·史密斯记录的纸草文稿（Edwin Smith Papyrus），它被认为是人类历史上第一部医学著作，文稿中对乳腺癌的处理给出了回答——无法治疗。

但随着医学的发展，人类对癌症的认识逐渐深入，用科学理论揭示了很多肿瘤的发生发展机制，也拥有了很多新的治疗手段。临床诊疗上"粗线条模式"的时代正在终结，靶向药、免疫治疗、立体定向放疗等新技术的出现，使肿瘤治疗正逐渐过渡到精准诊疗模式，相信终有一天，人类将完全攻克癌症这一难题。

第十四章 突破之路（代跋）

　　当我二十几岁还是主治医师时，收治了一位早期前列腺癌患者，穿刺结果显示 12 针中仅有 1 针为肿瘤。我们几位年轻的主治医师将此种情况"命名"为"一针癌"，用以说明疾病的早期阶段。令人不解的情况出现了：患者前列腺癌根治术后的病理显示"前列腺内多处散发肿瘤"，并不是只有一小部分病灶。后来又陆陆续续收治了不少类似病例，这引起了我的重视。为何术前穿刺均匀分布的 12 针，只有 1 针命中了肿瘤，其他 11 针都"完美"地避开了目标？有没有一些预测因素参与其中？我整理了近几年的患者档案，试图用科学的列线图来解释这一现象。当我开始深入研究时，发现很难找出规律。继续刨根问底，最后发现问题竟然出在前列腺 10-12 针标准系统穿刺技术不够准确。最近二三十年以来，前列腺 10-12 针标准系统穿刺被泌尿外科医生奉为前列腺穿刺活检技术的"圭臬"，大家对此技术的准确性深信不疑。我作为年轻医生，一旦开始怀疑信奉的"金标准"，又找不出合适的替代方案，这种自己推翻自己、质疑自身认知的感觉是无比煎熬的。尤为痛苦的是，我竟然被这一过程整整"折磨"了十年……

● 默默积累

在主治医师阶段，我对临床工作投入了极大的热情：门诊轮转的一年中，我把膀胱镜检查练习成 25 秒内完成的高效操作，把包皮环切术做得"炉火纯青"，同时练就了一双辨别泌尿系造影片的"火眼金睛"，枯燥的工作在我手中变得很有意义；等回到了病房工作，我几乎整天"泡在"手术室，担任手术助手，观摩各种各样的术式；周末则是一头扎进图书馆，翻阅海量的英文文献，跃上医学科技的前沿；出国参加学术会议时，则是稳稳地坐在会场，如饥似渴地吸收思想的"营养"，沉浸在认知突破的"头脑风暴"中不能自拔；美国波士顿的哈佛大学医学院图书馆、英国剑桥大学图书馆、加拿大温哥华的市立图书馆、美国休斯顿的手术器械博物馆以及英国伦敦的皇家外科博物馆、圣·托马斯医院的南丁格尔纪念馆……都留下了我孜孜不倦的身影。

2015 年底，我来到了美国洛杉矶、休斯顿著名的泌尿外科中心，开始了访学。在这里，随便一位行色匆匆的路人，很有可能就是国际上某个领域的顶尖学者，甚至是诺贝尔奖热门候选人。在手术室、在门诊、在图书馆、在寄宿家庭的门前草坪，我无时无刻不在学习，对于癌症科学的认知在迅速升华。有一天，手术室中有一位等待手术的患者，准备接受机器人辅助腹腔镜肾部分切除术。在出国访学之前，我对该中心教授讲授的"零缺血"的肾部分切除术早有耳闻，这是一项极富创新和挑战的技术。手术开始前，我问教授的助手，这台手术准备使用"零缺血"技术吗？他摇了摇头。做与不做，是术者的选择。我很想知道其中的原因，但有时候没办法搞清楚术者的真实想法。出国之前，我就在思考这项技术的不足：肾脏分支血管的分布是在胚胎形成和胎儿发育中最终构建完成的，但肾脏肿瘤的发生是后天事件，肿瘤很难局限在一个分支血管所供应的区域，往往是"跨区"存在。因此，所谓的阻断肾动脉一个小分支的"零缺血"技术并不能对应肿瘤真正的位置。也许教授也看到了此技术的不足，故而不再大量使用。

很多时候，对于先进技术，我们习惯于模仿与追赶。当我们认为已经追赶上时，别人已经换了赛道，有了别的创新，这就是科学认知不断突破的过程。如果固守旧有的认知，永远只能机械模仿，很难产生真正的创新。因此，我们应该在模仿中创新，在追赶中超越，在突破认知中有所作为，只有这样才能做到与国外先进水平同步，甚至实现超越。

● **突破认知**

"不在沉默中爆发，就在沉默中灭亡"。我大脑中对癌症科学的认知就在沉默中慢慢积累和突破。十年后，我成为一名副教授、硕士研究生导师，有了自己的临床和科研团队。对前列腺穿刺的"小小"疑问始终萦绕在心头，久久不能释怀，直到前列腺影像学新技术的出现——多参数磁共振成像（mpMRI），此问题才有了解决的希望。相比早期的磁共振成像只有 T1、T2 加权相，多参数磁共振成像增加了多个成像序列，如 DWI、ADC、DCE，相当于用不同的"透视眼"扫描肿瘤，最后进行综合判断，将诊断的准确性从 20%～30% 提高到了 50%～60%。虽然距离 90% 以上的准确性还有相当距离，但将可疑病灶筛选出来，就已经走出了关键一步。这也解释了为什么以往的系统穿刺不准确，就是因为缺乏准确的影像技术引导，无法发现病灶，看似均匀分布的系统穿刺其实与"盲穿"并无二致。这些，都建立在对穿刺固有认知突破的基础上。

发现病灶后，下一步就要对准病灶进行"靶向"穿刺。我利用参加国际、国内会议的机会，将市面上几乎所有类型的"靶向"穿刺设备都用了一遍，深刻理解了其原理和流程，同时发现了诸多不足和不便之处。那段时间，我无时无刻不在思考如何精准定位。白天想，晚上睡觉也在思考。有一天，临睡前灵光一闪：何不用前列腺中自身的解剖标志——尿道作为"靶向"穿刺的引导呢？如果能将"靶向"穿刺中的立体问题转换成平面问题，将平面问题转换成角度和距离问题，问题不就简单了吗？经过一番设计和修改，新的"靶向"穿刺定位方法"出炉"了。我马上在保证安全的情况下将其应用于临床，取得了非常好的定位效果。

定位方法虽好，还需要人工计算，能不能设计制造出一套自动计算的设备呢？在医工结合转化的工程中，第一步需要申请专利。几经周折，我准备好了申请书，将满是专利词汇的文本提交上去，开始了漫长的等待。在这期间，我不断完善穿刺算法，提高定位的准确性。功夫不负有心人，将近两年后的一天，终于盼来了专利修改的通知。很不幸，专利审查员提出了"排山倒海"般的质疑，专利很有可能不会被授权。我整理思路，怀着在此一搏的心态，一条一条认真作答，最终提交了回复意见。又过了不知多长时间，终于收到了通知——发明专利终获通过！

转化的第二步就是做样机，我开始了更为艰难的历程。在与企业沟通的过程中，有的企业感兴趣的，有的企业在观望，不知废了我多少口舌和精力。后来，我与大学教授一起合作研发。这期间，我设计了小而精的临床研究方案，不断验证方法的有效性，继续完善技术方案，终于获得了项目支持。这些成果更加坚定了我坚持医工转化的信心。

作为个体，回望对前列腺穿刺这一小小问题的突破认知之路，颇有曲折；展望医工结合转化创新之路，依然艰难。作为群体，回顾癌症科学的突破认知之路，更是荆棘遍布、艰难曲折，每一点进步都是不断试错、不断突破的结果。只有不断地发现不足，勇敢地面对挑战，大胆地突破认知，才能真正做到"不畏浮云遮望眼，守得云开见月明"！

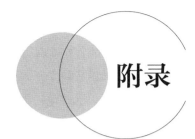

附录　癌症科学大事记

1895 年　　　　伦琴向维尔茨堡物理医学学会递交了第一篇 X 射线的论文，阐述发现了 X 射线，于 1901 年获得了第一届诺贝尔物理学奖。此发现为癌症的现代医学诊断开启了新纪元。

1898 年　　　　居里夫人提取出了镭，X 线外放疗和镭近距离治疗迅速取得成功，放疗开始成为肿瘤重要的局部治疗手段。

1901 年　　　　德国医生凯琳利用膀胱镜和两根套管针插入狗的腹腔，建立气腹后进行观察。

1911 年　　　　Jacobaies 将腹腔镜用于人体，宣告了腹腔镜诊断时代的开启。

1929 年　　　　维尔纳·福斯曼拍摄了世界上第一张心脏导管的 X 线照片，从此开创了介入放射治疗技术的先河。介入放射治疗技术为肿瘤或异常病变实现精准给药、再通、封堵、灭活和异物取出等精巧操作奠定了基础。因此，维尔纳·福斯曼获得了1956 年诺贝尔生理学或医学奖。

1941 年	哈金斯在《癌症研究》发表文章阐述了前列腺癌受体内雄激素的影响，于 1966 年获得诺贝尔生理学或医学奖，此成果奠定了前列腺癌内分泌治疗的基础。
1946 年	费利克斯·布洛赫和爱德华·珀塞尔发现了核磁共振现象，因其在磁共振成像理论基础方面的杰出贡献，二人分享了 1952 年诺贝尔物理学奖，该发现为医学磁共振的应用提供了理论基础。
1946 年	Theodore Dobzhansky 提出"合成致死"，指两个基因同时发生突变导致细胞死亡，其中任何一个基因单独突变都不会造成细胞死亡，开辟了抗癌药物研究的新方向。
1959 年	Lloyd J. Old 在《自然》杂志上发表了肿瘤免疫疗法的突破性研究——在小鼠模型使用卡介苗（BCG）治疗膀胱癌，现在此方法依然是膀胱癌治疗的标准方法之一。
1961 年	豪斯菲尔德进行了计算机断层图像技术的研究，成功地完成了第一例头颅 CT 扫描，于 1979 年获得诺贝尔生理学或医学奖。这一发明为快速、准确、无创检测出肿瘤病灶提供了强大的助力，被誉为自伦琴发现 X 射线以后，放射诊断学最重要的成就。
1963 年	Abelev GI 等人在《移植》杂志发表文章，首先发现患肝细胞癌的小鼠中存在甲胎蛋白（AFP）；1964 年，TatarinovIu S 等人证实原发性肝癌患者存在高浓度 AFP，AFP 成为诊断原发

性肝癌的重要血清学标志物。

1965 年   Gold 和 Freedman 首先从结肠癌和胚胎组织中提取到癌胚抗原（CEA），证实 CEA 在成人消化系统疾病的升高具有肿瘤特异性。CEA 被用作肿瘤标志物，被大众所熟知。

1966 年   美国科学家裴顿·劳斯因提出"病毒致癌说"获得诺贝尔生理学或医学奖。病毒与癌症相关的证据不断被发现，如 EB 病毒与鼻咽癌，人乳头瘤病毒与宫颈癌，肝炎病毒与肝癌。

1967 年   西西里·桑德斯女士在伦敦成立了第一家现代安宁院——圣克里斯托弗安宁院，她因此成为现代"安宁疗护"的创始人，开创了现代临终关怀体系，使全世界开始关注并善待临终患者。

1970 年   美国科学家戴维·巴尔的摩、罗纳托·杜尔贝科以及霍华德·马丁·特明对引发"Rous 肉瘤"病毒研究后证实该病毒是单链 RNA 病毒，并发现了逆转录酶，该病毒通过逆转录酶将 RNA 逆转形成互补 DNA（cDNA），然后整合到宿主细胞的染色体中，进而触发细胞的非正常增殖而转化为肿瘤细胞。这三位科学家于 1975 年共同获得诺贝尔生理学或医学奖。

1971 年   Folkman 从肿瘤萃取液中分离出了肿瘤血管生成因子 TAF，并提出如果抑制了 TAF 的活性可以阻止恶性肿瘤的生长，奠定了肿瘤抗血管治疗的基础。

1972 年	David R. Cox 建立了 COX 回归分析方法，成为生存分析领域应用最广的回归分析方法。
1977 年	彼得·曼斯菲尔德领导的团队获得了第一幅人体磁共振图像，于 2003 年获得诺贝尔生理学或医学奖，此成果标志着磁共振技术在癌症诊断领域应用的开始，提供了对人体无损伤的肿瘤检测技术。
1977 年	吉米·霍兰在美国纽约著名的纪念斯隆·凯特林癌症中心创建了精神科，标志着"心理社会肿瘤学"学科的诞生。1987 年，她又创建了《心理社会肿瘤学》杂志、编写心理社会肿瘤学教材、创建国际心理社会肿瘤协会，成为心理社会肿瘤学的鼻祖。
1987 年	Mouret（穆雷）实施了全世界首例电视腹腔镜胆囊切除术，腹腔镜外科发展的新纪元由此到来。
1989 年	迈克尔·毕晓普和哈罗德·法姆斯因为发现原癌基因获得了诺贝尔生理学或医学奖。他们发现，癌基因的产生是由于正常细胞的基因发生变异所致，这种基因被称为"原癌基因"。原癌基因的发现为癌症的早期诊断和预测开辟了一条新的途径，从而使癌症真正进入分子研究时代。基于这些发现，人类也获得了越来越强大的抗癌药物。

20 世纪 80 年代	Bast 等在《新英格兰医学杂志》发表文章，阐述了上皮性卵巢癌抗原（EOC 抗原）中检测出了可被单克隆抗体 OC125 结合的一种黏蛋白型糖蛋白（CA125）。CA125 目前为检测卵巢癌的首选生物标志物。
1996 年	Jim Allison 在小鼠实验中首次发现 CTLA 4 具有 T 细胞"刹车"功能，抑制 CTLA 4 能够激活 T 细胞持续地对肿瘤细胞进行攻击，为免疫检查点抑制剂应用于恶性肿瘤奠定了基础。他于 2018 年获得诺贝尔生理学或医学奖。
20 世纪 90 年代	随着计算机技术以及其他高新技术的引入，进入精确放疗的时代。3D CRT、IMRT、IGRT、VMAT、SBRT、X 刀及术中放疗等精确放疗技术落地开花，并逐渐发展，与药物的联合治疗也如火如荼地开展起来。
2001 年	美国哥伦比亚大学内外科医学院的临床医学教授丽塔·卡蓉正式命名和创建了"叙事医学"，这一学科目前已经在全世界得到推广。
2006 年	第一支预防宫颈癌的 HPV 疫苗获得批准。
2008 年	美国科学家 Ley 等人首次完成了人类癌症全基因组 DNA 测序。
2010 年	唯一一个治疗性肿瘤疫苗——前列腺癌疫苗获批。

2011 年	第一个靶向 CTLA-4 的抗体获批上市，用于治疗不可切除或转移性黑色素瘤。一改肿瘤治疗"一病一治"的局面，免疫疗法往往能够"异病同治"。同年，诺贝尔生理学或医学奖共同授予 Bruce Beutler、Jules Hoffmann 和 Ralph Steinman 三位免疫学家，表彰他们在癌症免疫治疗领域作出的贡献。
2013 年	Shokat 首次报道了利用小分子共价结合 *KRAS-G12C* 突变体的可行性，为抑制 *KRAS* 突变体的活性提供了潜在靶标，这一发现打破了 *KRAS* "不可成药"的历史，为进一步研究 *KRAS* 靶向治疗奠定了基础。
2014 年	Bettegowda 等人在《神经肿瘤学》杂志发表文章中提到对 14 种不同来源癌症患者的血液进行检测分析，证实了癌细胞和癌症衍生的 DNA 可以在疾病发展的任何阶段进入血液。一系列研究促使临床医生越来越多地将液体活检应用于临床，以预测疾病复发和跟踪与耐药相关的突变。
2014 年	首个应用"合成致死"原理治疗肿瘤的药物 PARP 抑制剂获批，用于 *BRCA1/2* 胚系突变的卵巢癌患者的靶向治疗，之后适应证扩展为乳腺癌、胰腺癌和前列腺癌。
2017 年	Esteva 等人将人工智能应用于皮肤癌检测领域，发表了一项里程碑式的研究。

2018 年	美国德州大学 MD 安德森癌症研究中心 James P. Allison 教授和日本京都大学本庶佑（Tasuku Honjo）教授因"发现通过抑制负免疫调节（CTLA-4 和 PD-1）来治疗癌症"获得诺贝尔生理学或医学奖，他们的发现是人类对抗癌症的里程碑。
2020 年	奥拉帕利被美国 FDA 批准，用于治疗同源重组修复基因（HRR）突变的转移性去势抵抗性前列腺癌患者，晚期前列腺治疗正式进入精准靶向时代。
2020 年	免疫检查点抑制剂 PD-1 单抗（帕博利珠单抗）获批用于治疗有 PD-L1 表达的三阴性乳腺癌。
2023 年	美国癌症研究协会发布 2023 年度癌症进展报告：由于预防、早筛和治疗方面的进展，1991—2020 年，美国癌症总体死亡下降了 33%。

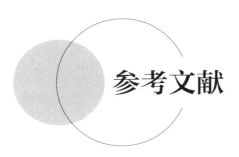

参考文献

1. 陈峰，夏结来.临床试验统计学 [M].北京：人民卫生出版社，2018.

2. 国家药品监督管理局药品审评中心.《抗肿瘤药物临床试验统计学设计指导原则（试行）》. [EB/OL].（2020-12-31）[2023-10-20].https://www.cde.org.cn/main/news/viewInfoCommon/b8a33e6df753b13e091b83b8d5a412f8

3. 赫捷，陈万青，李霓，等.中国前列腺癌筛查与早诊早治指南 (2022, 北京)[J]. 中华肿瘤杂志，2022, 44(1):29-53.

4. 袁蕙芸，蒋宇飞，谭玉婷，等.全球癌症发病与死亡流行现状和变化趋势 [J]. 肿瘤防治研究，2021, 48(6):642-646.

5. ABBAS AE. Surgical Management of Lung Cancer: History, Evolution, and Modern Advances[J]. Curr Oncol Rep，2018，20(12): 98.

6. ALEXANDROFF AB, JACKSON AM, O'DONNELL MA, et al. BCG immunotherapy of bladder cancer: 20 years on[J]. Lancet, 1999, 353 (9165): 1689-1694.

7. ALTORKI NK, WANG X, WIGLE D, et al. Perioperative mortality and morbidity after sublobar versus lobar resection for early-stage non-small-cell lung cancer: post-hoc analysis of an international, randomised, phase 3 trial (CALGB/Alliance 140503) [J]. Lancet Respir Med, 2018，6, 915-924.

8. BERGE E, COHEN G, ROALDSEN MB, et al. Effects of alteplase on survival after ischaemic stroke (IST-3): 3 year follow-up of a randomised, controlled, open-label trial[J]. Lancet Neurol, 2016, 15:1028-1034.

9. CHEN W, XIA C, ZHENG R, et al. Disparities by province, age, and sex in site-specific cancer burden attributable to 23 potentially modifiable risk factors in China: a comparative risk assessment[J]. Lancet Glob Health, 2019, 7(2):e257-e269.

10. CHENG K, CASSIDY F, AGANOVIC L, et al. CT urography: how to optimize the technique[J]. Abdom Radiol, 2019, 44: 3786–3799.

11. FISHER BERNARD, ANDERSON STEWART, BRYANT JOHN, et al. Twenty-year follow-up of a randomized trial comparing total mastectomy, lumpectomy, and lumpectomy plus irradiation for the treatment of invasive breast cancer[J]. N Engl J Med, 2002, 347: 1233-1241.

12. HALSTED WS. The results of operations for the cure of cancer of the breast performed at the Johns Hopkins Hospital from June 1889 to January 1894[J]. Johns Hopkins Bulletin, 1894, 4(1):297.

13. JIANG CF, GU J. History and current state of pathology in China[J]. Virchows Arch, 2013, 463: 599-608.

14. LARDINOIS D, DE LEYN P, VAN SCHIL P, et al. ESTS guidelines for intraoperative lymph node staging in non-small cell lung cancer[J]. Eur J Cardiothorac Surg，2006，30, 787-792.

15. LE DT, URAM JN, WANG H, et al. PD-1 Blockade in Tumors with Mismatch-Repair Deficiency[J]. N Engl J Med, 2015, 372:2509-2520.

16. LI HM, AZHATI B, REXIATI M, et al. Impact of smoking status and cumulative smoking exposure on tumor recurrence of non-muscle-invasive bladder cancer[J]. Int Urol Nephrol，2017; 49: 69-76.

17. MCKIERNAN J, DONOVAN MJ, O'NEILL V, et al. A Novel Urine Exosome Gene Expression Assay to Predict High-grade Prostate Cancer at Initial Biopsy[J]. JAMA Oncol, 2016, 2(7): 882-889.

18. MOLL AC, IMHOF SM, SCHOUTEN-VAN MEETEREN AYN, et al. Second

primary tumors in hereditary retinoblastoma: a register-based study, 1945–1997: Is there an age effect on radiation-related risk?[J]. Ophthalmology，2001，108: 1109-1114.

19. MURUET W, RUDD A, WOLFE C, et al. Long-Term Survival After Intravenous Thrombolysis for Ischemic Stroke A Propensity Score-Matched Cohort With up to 10-Year Follow-Up[J]. Stroke, 2018, 49:607-613.

20. PETTENATI, CAROLINE, INGERSOLL, et al. Mechanisms of BCG immunotherapy and its outlook for bladder cancer[J]. Nat Rev Urol, 2019, 15 (10): 615-625.

21. SCHELB P, KOHL S, RADTKE J P, et al. Classification of cancer at prostate MRI: deep learning versus clinical PI-RADSassessment[J]. Radiology, 2019, 293: 607–617.

22. SONG D, POWLES T, SHI L, et al. Bladder cancer, a unique model to understand cancer immunity and develop immunotherapy approaches[J]. J Pathol, 2019, 249 (2): 151-165.

23. SONG G, RUAN M, WANG H, et al. How Many Targeted Biopsy Cores are Needed for Clinically Significant Prostate Cancer Detection during Transperineal Magnetic Resonance Imaging Ultrasound Fusion Biopsy?[J]. J Urol, 2020, 204: 1202-1208.

24. JAN G VAN DEN TWEEL,CLIVE R TAYLOR.A brief history of pathology[J]. Virchows Arch, 2010, 457: 3-10.

25. WATANABE S. Lymph node dissection for lung cancer: past, present, and future[J]. Gen Thorac Cardiovasc Surg, 2014, 62：407-414.

26. WU ZF, LEE MS, WONG CS, et al. Propofol-based Total Intravenous Anesthesia Is Associated with Better Survival Than Desflurane Anesthesia in Colon Cancer Surgery[J]. Anesthesiology, 2018, 129(5):932-941.

27. XIE Y, BOWE B, GIBSON AK, et al. Comparative Effectiveness of the Sodium–Glucose Cotransporter 2 Inhibitor Empagliflozin Versus Other Antihyperglycemics on Risk of Major Adverse Kidney Events[J]. Diabetes Care, 2020, 43(11): 2785-

2795.

28. YOUNG RH, EBLE JN. The history of urologic pathology; an overview[J]. Histopathology, 2019, 74：184-212.

29. YU W, HURLEY J, ROBERTS D, et al. Exosome-based liquid biopsies in cancer: opportunities and challenges[J]. Ann Oncol, 2021, 32(4): 466-477.